牙周显微外科
高阶技术图解

理想的美学区软组织管理

Illustrated Advanced Technique of Periodontal Microsurgery

（日）铃木真名　编著

高小波　赵　阳　李　军　译

北方联合出版传媒（集团）股份有限公司

辽宁科学技术出版社

图文编辑

刘 菲 刘 娜 康 鹤 肖 艳 王静雅 纪凤薇 刘玉卿 张 浩 曹 勇 杨 洋

图书在版编目（CIP）数据

牙周显微外科高阶技术图解 / （日）铃木真名编著， 高小波， 赵阳， 李军译. -- 沈阳：辽宁科学技术出版社，2024. 8.

ISBN 978-7-5591-3624-4

Ⅰ. R781. 4-64

中国国家版本馆CIP数据核字第2024T9L333号

出版发行：辽宁科学技术出版社
　　　　　（地址：沈阳市和平区十一纬路25号　邮编：110003）
印 刷 者：凸版艺彩（东莞）印刷有限公司
经 销 者：各地新华书店
幅面尺寸：210mm×285mm
印　　张：10
字　　数：200千字
出版时间：2024 年 8 月第 1 版
印刷时间：2024 年 8 月第 1 次印刷
出 品 人：陈　刚
责任编辑：张　晨
封面设计：袁　舒
版式设计：袁　舒
责任校对：李　硕

书　　号：ISBN 978-7-5591-3624-4
定　　价：198.00元

投稿热线：024-23280336
邮购热线：024-23280336
E-mail:cyclonechen@126.com
http://www.lnkj.com.cn

中文版序言 FOREWORD

在口腔医学的浩瀚海洋中，我们欣喜地迎来了《牙周显微外科高阶技术图解》中文版的面世。作为对《牙周显微手术——显微镜下的牙周手术》一书在深度和广度上的拓展与延伸，本书不仅系统地梳理了牙周显微外科技术的精髓，还深入地探讨了美学口腔治疗的前沿理念。

随着科技的飞速发展，牙周显微外科技术以其精确性高、微创性强的特点，在临床应用中取得了显著成果。然而，我们深知，技术的每一次革新，都是对治疗理念和方法的深刻反思与不断探索。本书正是在这样的学术背景下应运而生，试图通过详尽的图解、生动的临床照片以及长期严谨的治疗后评估，向读者揭示牙周显微外科技术的深邃与魅力。

本书内容充实，既涵盖了牙周显微外科的基础理论，也涉及临床操作的实用技巧。对于初学者而言，它是一本宝贵的入门指南；对于经验丰富的医生，它则是一面镜子，可以激发更深层次的思考与探索。特别是书中对美学区软组织管理的深入剖析，为追求口腔软硬组织和谐统一的口腔医生提供了重要参考。

然而，我们始终铭记，对技术的掌握只是基础，对科学的敬畏、对知识的追求才是我们不断前行的动力。本书的笔者和翻译团队，都怀着这样的初心，希望通过本书向读者传递出对医学的敬畏、对技术的热爱以及对知识的尊重。

在此，我要感谢我们的翻译团队，他们由一群热爱口腔医学、追求卓越的成员组成。我要特别感谢北京瑞泰口腔医院亦庄分院院长兼区域种植主任赵阳老师、布谷口腔/布谷菁英培训中心创始人李军老师，还有我们国内的口腔同行，以及我的学生、同事。正是他们的专业素养和辛勤付出，才使得本书得以精准、流畅地呈现给广大读者。

同时，我也要感谢辽宁科学技术出版社的专业团队，他们为本书的出版付出了巨大努力。在此，我们诚挚地邀请读者朋友对本书提出宝贵的意见和建议。对于书中可能存在的不足之处，我们表示深深的歉意，并恳请大家批评与指正。

最后，我们期待本书能成为您口腔医学道路上的良师益友，与您一同探索牙周显微外科的奥秘，共同追求口腔治疗的卓越与完美。

高小波

2024年夏

前言 PROLOGUE

　　《牙周显微外科高阶技术图解》是2002年出版的《牙周显微手术——显微镜下的牙周手术》的高阶版本。

　　当时，我刚开始进行牙周显微手术，面临着临床上的困难和疑虑。直到现在，我对关于牙周显微手术的问题和疑虑仍然不是完全清楚。然而，与此同时，我强烈地感觉到，通过观察10年来我在临床上所取得的成果，这些问题和疑虑在一定程度上得到了解决。

　　在这个高阶版本中，我试图用详细的图解和临床照片来解释对应的概念、基本理论和临床程序，以便于读者更好地理解。此外，我还为每个临床病例添加了病例评价。希望这些也能帮助读者增强对临床的理解。

　　我的导师Dennis Shanelec博士开展牙周显微外科手术已经超过35年。他总是说："医生使用显微镜是一种强烈的良知。"我认为，使用显微镜进行牙科治疗不应该是为了寻找最新的技术，而应该是为了让方法回归根本。如今，"牙科安全"也可以通过使用显微镜、CT扫描、压电手术（超声骨刀）等现有设备来强化。我很高兴本书能成为牙周显微外科"牙科安全"概念的参考。

　　最后，我要感谢日本精萃出版社的董事长Kazutaka Sasaki先生、社长Yasumichi Kitamine先生、编辑Hiroki Tada先生、导师Masao Yamazaki先生，我的朋友Kenji Tsuchiya医生、Masayuki Okawa医生以及Suzuki牙科诊所的临床工作人员。

铃木真名

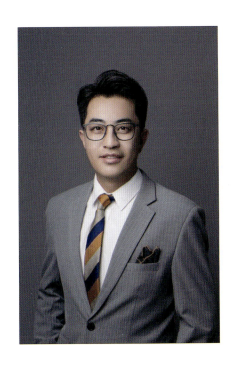

高小波

博士
赤峰市医院口腔科副主任医师
内蒙古医科大学硕士研究生导师
内蒙古口腔医学会口腔医学计算机专业委员会副主任委员
内蒙古口腔医学会口腔激光医学专业委员会副主任委员
内蒙古口腔医学会牙及牙槽外科专业委员会常务委员
内蒙古口腔医学会口腔种植专业委员会常务委员
赤峰口腔医学会口腔颌面外科专业委员会副主任委员
《机器人外科学杂志》编委

　　主持国家级、自治区级、市级科研项目13项；参编"十三五""十四五"规划教材2部；获得国家发明专利2项，新型专利4项转化1项；出版专著1部，发表文章20余篇。荣获内蒙古口腔医学会科技进步三等奖，赤峰市自然科研课题优秀成果三等奖；内蒙古口腔医学会"优秀科研工作者"称号。

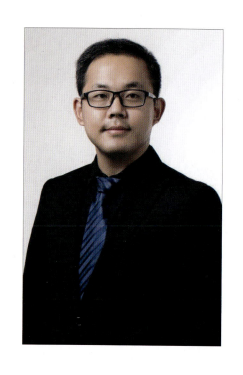

赵 阳

北京瑞泰口腔医院亦庄分院院长兼区域种植主任
"朝阳种植视点"公众号及线上学习平台发起人

参著、译著包括：《磨牙区即刻种植精要》《牙科缝合的艺术》《数字化牙科革命：学习曲线》《即刻种植外科精要》《口腔种植相关外科及放射线解剖》主译；《无牙颌不植骨种植治疗》《垂直极限：口腔种植软硬组织增量2.0版》、国际口腔种植学会（ITI）口腔种植临床指南：第7卷《口腔种植的牙槽嵴骨增量程序：分阶段方案》译者；《口腔种植案例解析》编委；《口腔种植学》（第2版）、《中国口腔种植临床精萃（2014—2016年卷）》秘书。

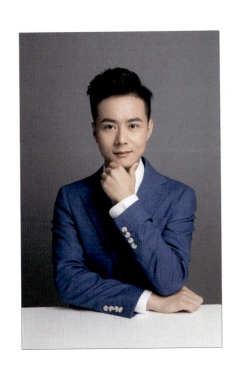

李 军

口腔临床医学硕士

毕业于吉林大学口腔医学院

天津医科大学口腔临床博士研究生在读

广东省保健协会数字分会常务委员

广东省临床医学会种植专业委员会委员

布谷口腔/布谷菁英培训中心创始人

"李军i分享"公众号及线下公益沙龙发起人

　　参与多部口腔种植著作的编写和翻译工作，包括：《黏性骨块临床基础及应用》《数字化牙科革命：学习曲线》《磨牙区即刻种植精要》主译，《骨增量种植修复图解》《中国口腔种植临床精萃（2016—2019年卷）》编委。获得国家发明专利2项、国家实用新型发明专利10项，"李军骨增量"系列发明人。荣获第七次BITC口腔种植病例大奖赛骨增量主题一等奖，第十次中华口腔医学会全国口腔种植学会大会"优秀青年研究奖"，第九次全国口腔种植病例大赛三等奖。

参　译（以姓氏笔画为序）

邓　轩　南华大学附属第二医院

司正光　青岛崇文口腔医院

刘晓璐　赤峰市医院

张艳君　赤峰市医院

张　漫　赤峰市医院

崔　广　北京大学口腔医院

焦九阳　中山大学孙逸仙纪念医院

雷博程　赤峰学院口腔医学院

目录 CONTENTS

第1部分　诊断

第2部分 切口、翻瓣、缝合的基础

第3部分　临床应用：天然牙

第4部分　临床方法：种植体

扫码查看参考文献

1

诊断
Diagnosis

1.什么是牙龈美学？

牙龈和牙槽黏膜覆盖牙槽骨和从牙槽骨暴露出来的几毫米牙根。牙龈结构由这些硬组织解剖结构决定。如何定义牙龈美学？

通常，对"美丽或不吸引人的牙龈外观"的感知是由牙龈的状况来定义的，如是否有牙龈炎、牙周炎或牙龈的颜色。

然而，牙科美学治疗的演变使人们意识到更明确的牙龈美学含义。颈部1/3的牙齿解剖结构可由牙龈结构决定。

因此，如果牙龈结构没有吸引力，那么就无法实现理想的美学修复。

笔者认为，由于这些原因，牙龈美学的定义可以包括"协调的牙龈结构"的含义。因此，笔者认为牙龈美学是具有健康、协调颈部结构的牙龈。

2.牙龈美学的基本概念

（1）从美学角度检查牙龈结构

牙龈结构通常可以从水平向和垂直向进行检查。检查中我们应该注意什么？在垂直向检查中，应评估牙齿宽度、牙齿长度和龈乳头解剖结构；在水平向检查中，应评估牙龈轮廓。牙龈协调性应通过垂直向和水平向检查进行评估。然而，笔者认为在日常临床情况下，有一种更简单的牙龈美学评估方法是有益的。该方法如下：

垂直向牙龈线评估（图A，图B）

垂直向牙龈线的协调可以通过比较相邻牙齿和对侧同名牙的扇贝形牙龈结构来评估。扇贝形牙龈结构可以通过牙龈顶点的位置、牙齿宽度和龈乳头尖端的位置来确定。

因此，这些因素需要仔细评估。

水平向牙龈线评估（图C）

水平向牙龈线应通过与相邻牙齿和对侧同名牙的牙龈轮廓比较来评估。

牙齿位置异常或缺牙会改变牙龈轮廓。

（2）什么是美学上有问题的牙龈结构？

美观的牙龈结构被认为与牙齿排列相协调。那么如何评估这种协调呢？

假设有一例上颌左侧中切牙由于牙龈退缩而导致扇贝形牙龈结构不协调。重要的是要有一个标准来确定是否需要恢复牙龈结构。医生通常希望恢复至对称的牙龈结构。

但是医生不知道患者是怎么想的。患者是否认为几毫米的牙龈水平差异是不美观的？据Kokich博士报道，公众不会注意到1.5mm以内的牙龈水平差异[1-2]（图F，图G）。

（3）牙槽嵴吸收的评估

一般来说，对牙槽嵴吸收的评估可以通过逆向评估来完成。

牙龈美学评估方法（垂直向和水平向牙龈线评估）

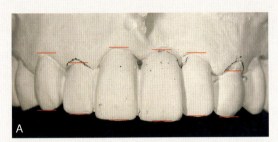

垂直向牙龈线	#6	#7	#8	#9	#10	#11
与相邻牙齿协调		X				X
与对侧同名牙协调	X	X			X	X
水平向牙龈线	#6	#7	#8	#9	#10	#11
与相邻牙齿协调				X		
与对侧同名牙协调				X		

问题区域标记为X

图A： #7、#10和#6、#11垂直向牙龈线并不对称。

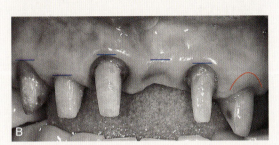

图B： 计划通过向颈部移动2条牙龈线来矫正#7和#11上的牙龈水平差异。

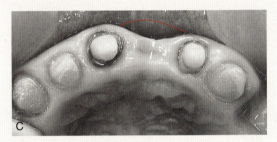

图C： #9水平向牙龈缺损明显。

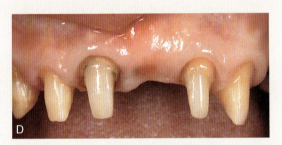

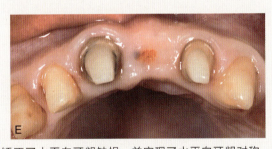

图D，图E： 手术后垂直向龈缘水平相对改善。此外，还矫正了水平向牙龈缺损，并实现了水平向牙龈对称。

　　由于该病例显示#7、#10和#6、#11的垂直向牙龈水平不对称，并且与相邻牙齿的牙龈水平差异显著，仅通过手术很难获得理想的垂直向牙龈美学。因此，需要采取折中的治疗方法。笔者计划将对侧同名牙和相邻牙齿之间的牙龈线差异保持在1.5mm以内。然而，由于上颌侧切牙牙龈线与中切牙和尖牙牙龈线位置略为偏冠向，因此侧切牙与相邻牙齿的牙龈线差异预期可超过1.5mm。

　　这个1.5mm的差异参考了Kokich博士的资料。换言之，治疗的重要性在于获得患者不会意识到的牙龈美学水平。因此，设定获得1.5mm牙龈水平差异的治疗目标在理论上是可以接受的。在这种临床病例中，治疗的目标是获得协调的垂直向牙龈美学，牙龈水平差异限制在1.5mm以内，因此在#7、#11上应用了冠向复位瓣技术。由于存在3～4mm的水平向组织缺失，已在#9上进行了软组织增量。对于美学治疗而言，对牙龈水平的控制具有重要作用。适当的牙龈水平评估和诊断对于制订治疗计划至关重要。笔者认为，牙龈组织分类和水平向与垂直向评估是实现正确诊断的基础。

参考Kokich博士：公众更关注牙齿形态，而不是组织形态

Kokich博士向正畸医生、全科医生和公众发送了关于牙齿美学问题的调查问卷。1996年的调查问卷有8名受试者，2006年的调查问卷有7名受试者。笔者特别关注了本次调查问卷的部分结果：正畸医生可接受1mm的中切牙牙龈水平差异；全科医生可接受1.5mm的水平差异，公众可接受2mm的水平差异。然而，这3类人都没有察觉到侧切牙颈部有2mm的牙龈水平差异。但这种牙龈水平差异是双侧形成的。在2006年的数据中，调查仅显示了上颌左侧中切牙的牙龈水平差异：当牙龈水平差异为0.5mm时，正畸医生可感知到；当牙龈水平差异为1.5～2.0mm时，全科

医生和公众可以感知到。这些调查显示，中切牙的牙龈水平差异比侧切牙更容易被察觉，单侧牙龈水平差异也比双侧更容易被察觉。这种感觉也可以类似地应用于龈乳头高度差异。

正畸医生和全科医生可以在双侧不对称的情况下感知牙龈水平差异，而公众则以相反的方式感知牙龈水平差异。可能单侧的牙龈水平差异变化似乎有更多的冠向牙齿形状变化，但仅在左侧中切牙或左侧侧切牙的牙龈水平变化似乎没有太多的冠向牙齿形状变化。因此，公众并没有察觉到这些差异。换句话说，公众更关注牙齿形态，而不是牙龈结构。

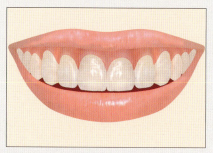

图F：#8的牙齿似乎比#9长。这一点即使是公众也很容易察觉。

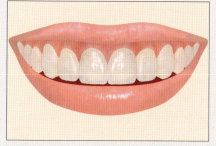

图G：#9和#10之间的龈乳头更短，但公众没有感知到差异。

换句话说，应该根据未来的治疗进行评估，如种植体、桥体或活动义齿。当然，这一评估被认为是对牙龈形态的美学评估，因此，该评估应用于种植体或桥体的治疗。

对牙槽嵴的评估由Seibert建立[3]，分为：水平吸收型、垂直吸收型和水平&垂直吸收型（混合型）3类。随后，Wang等[4]提出了基于吸收量的评价方法。然而，测量方法尚不清楚，这些评估方法的临床应用也不清楚。

现在，笔者提出了牙槽嵴吸收的评估方法及临床应用方法，内容如下（表1；图H，图I）：

根据牙槽嵴形状进行骨增量方法的分类（Suzuki分类）

关于缺牙区牙槽嵴的分类有很多报道，但往往只是描述了简单的缺牙牙槽嵴的形状，似乎不是好的临床参考。牙科治疗的目标应注重功能和美学，对缺牙牙槽嵴修复的固定桥治疗和种植治疗进行比较是很重要的。应满足种植治疗的修复要求和美学要求，以便种植治疗为患者提供生理上可接受的功能。

近年来，牙种植治疗成为最重要的治疗选择之一，并已应用于疑难病例。另外，尽管有些病例并不那么复杂，但仍有许多报道称种植体无法实现功能和美观。这些失败主要是由临床医生的能力有限引起的，但部分原因可能是没有遵循合适的临床治疗指南。

因此，笔者在表1中根据牙槽嵴的形状对增量方法进行分类。这种分类可以应用于固定桥的病例[5]。

表1：根据牙槽嵴形状对增量方法进行分类

	凸起型（1）	平齐型（2）	凹陷型（3）
山丘型（a）	无增量（1a）	无增量，或硬组织增量（2a）	软组织增量，或硬组织增量，或软硬组织增量（3a）
平齐型（b）	无增量，或软组织增量（1b）	软组织增量，或软硬组织增量（2b）	软组织增量，或软硬组织增量（3b）
山谷型（c）	软硬组织增量（1c）	软组织增量，或软硬组织增量（2c）	软硬组织增量（3c）

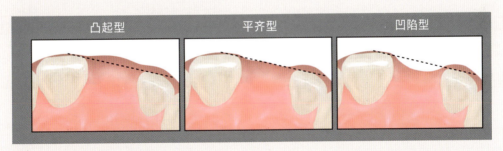

图H：水平分类

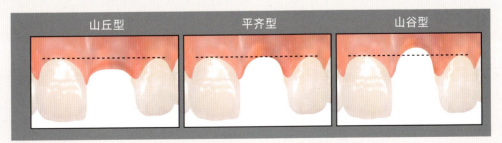

图I：垂直分类

临床病例：采用Suzuki分类的治疗病例

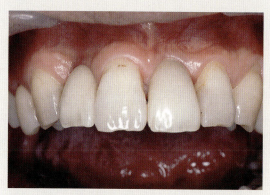

垂直向牙龈线	#6	#7	#8	#9	#10	#11
与相邻牙齿协调		X				
与对侧同名牙协调		X				
水平向牙龈线	#6	#7	#8	#9	#10	#11
与相邻牙齿协调		X		X		
与对侧同名牙协调		X		X		

问题区域标记为X

图J： #7, #9已经植入种植体，并且已经戴入了个性化基台和临时修复体。

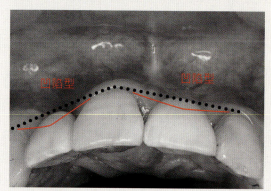

图K： #7, #9的水平向龈缘水平位于参考线（平齐）的腭侧。这是凹陷型。

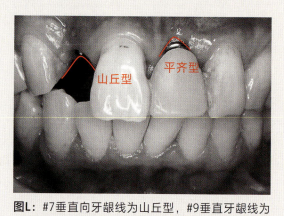

图L： #7垂直向牙龈线为山丘型，#9垂直牙龈线为山丘型或平齐型。
因此，#7为凹陷-山丘型，#9为凹陷-山丘型。

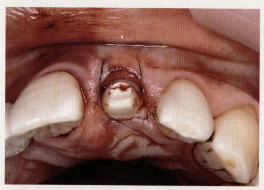

图M： #9已经进行了结缔组织增量。

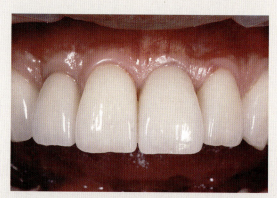

图N： #7, #9行结缔组织增量术后的最终修复。

3.基础检查

（1）软组织增量检查

牙周手术治疗的检查需要更多的细节和局部检查，以及牙周治疗通常进行的基本检查。这不是本书中详细解释的内容，但笔者想强调的要点如下：软组织增量的目的是改善牙龈水平以达到平衡。了解患者对这部分治疗的需求很重要。治疗计划需要根据患者的需求制订。根据治疗计划选择治疗程序，然后这些检查将决定是否可以执行这些程序。

检查要素的重要性会因程序而异，但表2中的检查项目是必要的。

最初，需要评估整个牙龈水平的状况。然后需要识别不平衡区域，如牙龈退缩区域和缺牙区域。此外，还需要很好地评估牙齿和周围组织的状况，如相邻牙齿的状况、探诊深度、骨水平以及缺牙区的骨和牙龈状况。

最难确定的情况是牙龈生物型，一般分为薄扇贝形和厚扁平形，但很难理解。笔者认为这只是根据临床医生的临床判断和经验进行的分类。

这2种类型似乎只是根据组织的厚度进行分类，但我们必须弄清楚为什么这种分类很重要。

牙龈厚度由胶原纤维的数量决定。胶原纤维基质中可容纳血管和神经。由于有许多粗大的血管，牙龈被认为具有很高的免疫力。因此，薄牙龈被认为具有较低的免疫力，不适合进行牙周手术。出于这个原因，辨别牙龈生物型是很重要的。

治疗计划需要根据手术区域的情况制订。不充分的评估和检查可能会在手术过程中造成无法预见的麻烦，全面检查是成功的关键。

表2：软组织增量检查项目

- 龈缘水平的协调平衡
  - 水平向
  - 垂直向
- 重点检查
- X线检查
- 咬合评估
- 牙齿-牙齿排列检查
- 探诊深度
- 松动度评估
- 缺牙区大小的评估
- 牙龈生物型的评价

（2）外科手术的蜡型评估（图O~图Q）

除非最终修复体的蜡型评估清晰，否则用于美学牙齿修复的牙周整形手术无法成功。换句话说，外科医生需要了解患者最终合适的修复体。此外，修复医生需要了解治疗的手术部分和手术结果。这就是所谓的"跨学科治疗"。笔者认为，如果没有这种跨学科的治疗方法，就无法实现合适的牙龈美学治疗或软组织增量。

术前，外科医生与修复医生应讨论手术和修复治疗的目标。然后，应该通过诊断蜡型来获得患者的治疗同意。通常，修复医生使用蜡型模型进行修复治疗，但传统蜡型不包括治疗结果的手术部分。蜡型是通过全面的检查之后，笔者想表达的最终治疗结果。首先在手术区域进行上蜡（模拟），然后对修复体进行上蜡（模拟）。在评估蜡型模型以及确定最终治疗计划后，应重新查看

外科蜡型评估开发的3个重要因素

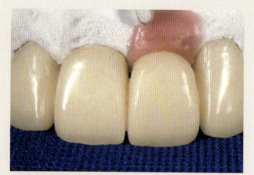

图O：诊断蜡型。

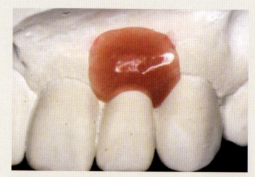

图P：树脂替代蜡型。

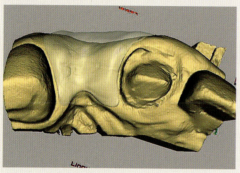

图Q：三维模拟软件图像。

手术治疗序列。如果蜡型可以被树脂替代，则可以测量实际的组织增加量。

笔者使用三维模拟软件在计算机上理解治疗的细节。

1. 诊断蜡型。

2. 树脂替代蜡型。

3. 三维模拟软件图像。

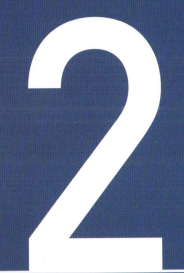

切口、翻瓣、缝合的基础

Basic of incision, flapping and suturing

1.牙周显微外科的基本原理

一般来说，牙周显微手术是在显微镜下进行的牙周手术。使用显微镜有两个目的[6-12]：一个是减缓视力下降，另一个是获得更多手术区域细节。本书解释了第二个目的。牙周显微手术是通过显微镜获得更多细节以实现更快手术操作、美学和可预期的结果[13-22]。因此，应该发展与传统牙周手术不同的技术和程序。

接下来，笔者将通过对传统牙周手术技术的改良，解释牙周显微手术的基本技术。

2.切口基础

切口操作有2个要素：一个是第一切口的方法和手术刀的移动，另一个是切口的设计。这些都是决定手术成功与否的重要因素。

在手术之前，首先需要考虑手术的目的。然后进行切口设计。这需要由熟悉手术理论的外科医生来决定。

垂直切口和倾斜切口

一般情况下，根据手术刀朝向组织的角度将切口分为垂直切口和倾斜切口。基本上，切口应该垂直于组织，因为切口需要在操作结束时进行精准缝合。通过90°切口产生的组织瓣可以简单地通过对接2个组织瓣来缝合。

倾斜切口产生的组织瓣可能非常薄、脆弱，很容易坏死。此外，将这些组织瓣重新缝合在一起也是非常困难的，因为组织瓣错位对接的特性使其在缝合过程中不稳定。

当术者预测很难将组织瓣重新连接到一起进行缝合时，可以选择倾斜切口作为安全措施，因为这种类型的切口使操作者更容易将这些组织瓣重新连接到一起。倾斜切口可以在组织瓣之间提供更多的接触表面；因此，可以容易地防止缝合失败。

切口、翻瓣、缝合的基本原理

简单切口、缝合

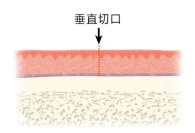
垂直切口

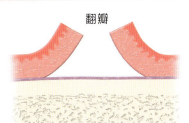
翻瓣

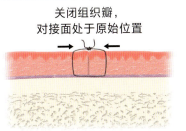
关闭组织瓣，对接面处于原始位置

图A：最基本的切口和翻瓣。通过缝合关闭组织瓣。

复杂手术后的缝合程序

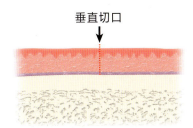
垂直切口

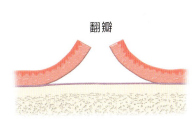
翻瓣

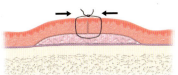
即使组织瓣发生位置移动后，也可以获得紧密的组织瓣对接关闭

图B：即使在结缔组织增量或骨增量后，也可以实现紧密的组织瓣对接关闭。

组织瓣不能完全覆盖术后

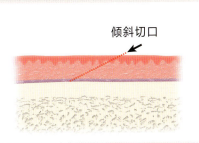
倾斜切口

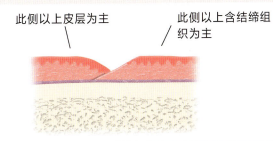
此侧以上皮层为主

此侧以上含结缔组织为主

图C：如果组织瓣能够闭合而不暴露骨或骨膜，即使组织瓣不能复位，也可以设计这种倾斜切口。这种切口主要由以上皮层为主的组织瓣和以结缔组织为主的组织瓣组成。以结缔组织为主的组织瓣可以很好地愈合。但以上皮层为主的组织瓣很容易在术后坏死。龈乳头或种植体间区域被认为是外科手术的薄弱区域，因此可能会出现缝合后不满意的结果。对于这些区域，采用倾斜切口，将大多数龈乳头组织试图保留在腭侧。

组织瓣不能完全覆盖手术部位的临床治疗方法

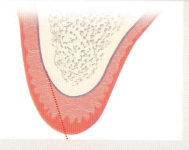

图D：较薄的颊侧组织瓣通过倾斜切口制备而成。腭侧组织瓣相当厚实。因此，即使缝合不能很成功，龈乳头也不会丧失。笔者在种植二期手术中经常使用这种技术。

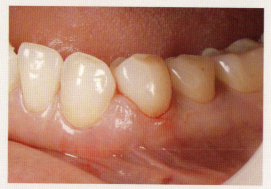

图E：术前图像。#22有6mm牙周深袋。

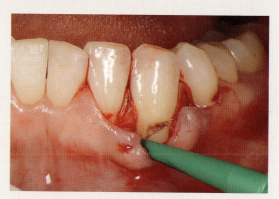

图F：翻瓣后。整个龈乳头可以保留。

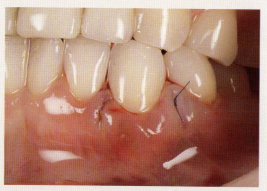

图G：采用垂直悬吊褥式缝合。

#22进行了翻瓣术。对于这种美学区的病例，菲薄的颊侧龈乳头切口应行倾斜切口。这种类型的切口可以很好地保留龈乳头。

切口设计应考虑的重要因素

- 获得良好手术区域
- 血液供应
- 缝合可能性
- 缝合安全性
- 术后美学效果

3.翻瓣基础

龈瓣主要可分为包含骨膜的全厚瓣和不包含骨膜的部分瓣（半厚瓣）。应根据临床操作的目的选择翻瓣技术。通常，需要进行骨增量手术时，应预先制备全厚瓣。需要进行软组织手术时，应采用半厚瓣。因此，本书将不讨论全厚瓣翻瓣程序。

（1）半厚瓣（图H）

通常，需要进行软组织手术时，应制备半厚瓣。特别是对于结缔组织增量手术，需要在供区和受区制备半厚瓣。原因是全厚瓣在软组织增量手术后不能顺利愈合。

组织增量手术后的愈合过程

图H： 如果从腭部获取的结缔组织放置在全厚瓣下进行组织增量，则不知道骨表面是否会形成新的骨膜。在结缔组织上方的骨膜应该被吸收，因为它无处可去。一方面，这种生理上不稳定的手术位点不会顺利愈合，组织需要很长时间才能稳定；另一方面，在制备半厚瓣后，将移植的结缔组织放置在骨膜上，由于结缔组织处于与以前相同的生理条件下，因此应该能够顺利愈合。

（2）半厚瓣翻瓣技术

① 开放式翻瓣程序（图I~图K）

最常进行的牙周外科手术之一是翻瓣手术。一般来说，它用薄尖的#15C刀片进行，但在牙周显微手术中，使用显微刀片小心地进行龈沟切口和龈乳头切口时，显微刀片应在骨膜上小心地进行。有时在普通外科手术中，剪刀可以用来剪开组织瓣。但笔者在牙周显微手术中仅使用剪刀进行组织修剪，尤其是在翻瓣手术中，进行瓣内组织修剪或牙槽嵴组织修剪。

开放式翻瓣的要点

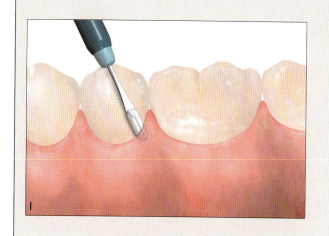

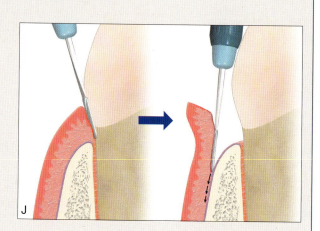

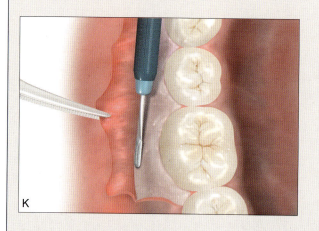

图I ~ 图K： 从牙槽嵴小心进入。一旦显微刀片接触到骨面，应沿着骨面轻触来翻开组织瓣。通过在一个方向上小心地移动显微刀片，以微创的方式制备组织瓣。在预备好足够的组织瓣后，可修剪组织瓣的内部组织。

② 信封瓣的制备（图L~图O）

信封瓣是与翻瓣手术相同的部分厚度瓣。由于制备信封瓣是一个技术敏感的过程，非常适合牙周显微外科手术。信封瓣在牙龈边缘以线性方式切开，但没有垂直切口。

由于入路方向受到限制，组织瓣容易损伤，这是一个缺点。然而，由于组织瓣没有完全翻开，缝合变得容易。

作为增量手术的一部分，这种技术是相当稳定的。

信封瓣的制备要点

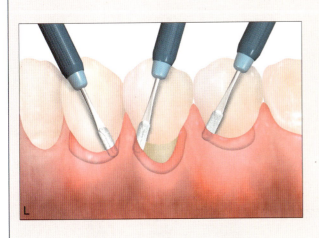

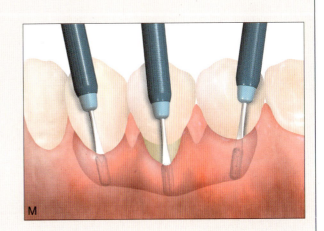

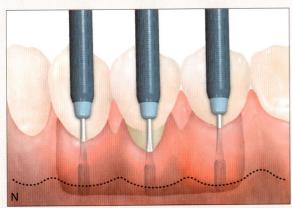

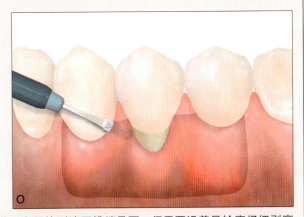

图L~图O： 显微刀片从牙龈边缘缓慢插入，并向根尖方向推进。它很快到达牙槽嵴骨面，但需要沿着骨轮廓仔细剥离组织。牙槽嵴上偶尔会有骨隆起，显微刀片应水平向推进。显微刀片的垂直向推进可能会导致组织穿孔，因此需要密切关注。龈乳头区域的组织剥离应格外小心。这是显微刀片应该向冠向推进的唯一区域。如果显微刀片滑动，龈乳头可能被切开，从而变成开放的组织瓣。临床医生必须格外注意不要滑动显微刀片而要以精细的动作推进它。

4.组织翻瓣以获取结缔组织

通常，结缔组织是从腭侧黏膜中获取的。虽然从其他区域获取足够厚度和大小的结缔组织是可能的，但本节将解释从腭黏膜获取结缔组织的方法。

（1）获取带上皮结缔组织

带上皮结缔组织可用于角化龈的重建。

一般来说，腭侧黏膜的上皮层比颊侧厚，因此可以在颊侧表面重建更强的角化组织。

然而，腭侧角化组织和颊侧角化组织之间存在显著的颜色差异。因此，腭侧角化组织应避免应用于前牙美学区。

■ 获取带上皮结缔组织的要点

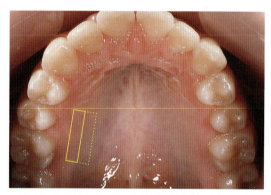

图P-1：结缔组织通常在腭侧的尖牙到第二磨牙之间获取。

- · 在距离龈缘4mm处进行水平切口，此处下方有良好的牙槽骨。
- · 第二切口在与初始切口平行的1.5mm深度进行，切口宽度为需要保留的上皮组织宽度。
- · 第三切口是通过保持相等的厚度来进行的。
- · 平行于第三切口或沿着牙槽骨进行第四切口。
- · 最后，垂直和水平进行连接第三切口和第四切口的第五切口，以获取结缔组织。

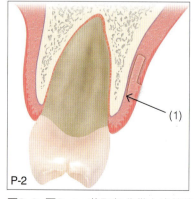 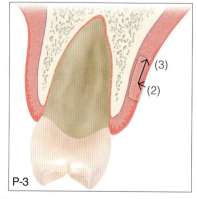 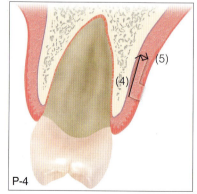

图P-2~图P-4：获取部分带上皮结缔组织。

（2）获取无上皮结缔组织

对于美学区，通常需要获取无上皮结缔组织。然而，获取无上皮结缔组织可能比获取带上皮结缔组织更困难。当只获取结缔组织时，上皮需留在上腭，因为很难从获取的带上皮结缔组织中只将上皮去除干净。

获取无上皮结缔组织的要点

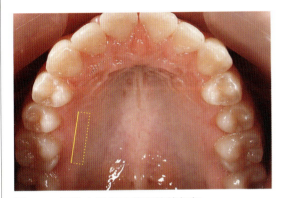

图Q-1：用单水平切口获取结缔组织。

- 与牙龈表面垂直的水平切口在距离牙龈边缘4mm处进行，此处下方有良好的牙槽骨。
- 第二切口是保持1.5mm的组织厚度并与牙龈表面水平。
- 根据所需结缔组织厚度，平行于第二切口或沿着牙槽骨表面进行第三切口。由于日本患者的腭侧组织非常薄，切口通常沿着牙槽骨表面进行。
- 最后，垂直和水平进行连接第二切口和第三切口的第四切口，以获得结缔组织。

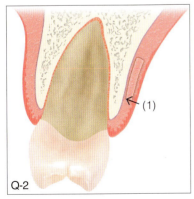 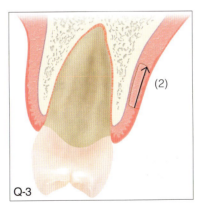 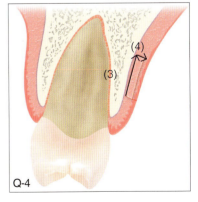

图Q-2~图Q-4：获取无上皮结缔组织。

5.缝合基础

缝合的目的是关闭并固定组织瓣。外科手术的成功需要精确的缝合技术。缝合需要考虑很多因素，如缝线、缝针和持针器的选择，持针技术，持针器和组织钳的使用方法，缝合技术和打结方法。由于方法太多，所以本节将简要解释那些仅用于牙周显微手术的方法。

缝合技术和打结方法

缝合技术和常规牙周手术没有什么不同。缝合技术有简单缝合、褥式缝合、连续缝合、悬吊缝合等，应根据治疗目的选择。本节将不解释缝合技术的细节，但临床缝合技术将在后文介绍。

打结应该称为"外科结"。结应牢固锁紧，不得打滑。偶尔也会出现结打得过紧，如果结打得过紧，可能发生组织缺血，这会干扰组织愈合。在放大视野下，可以很好地观察到非常紧密的结，因此可以很容易地调整。笔者通常使用Shanelec博士推荐的等比缝合。

等比缝合

一般来说，打结应该很紧，就像外科结一样。在显微手术的放大视野下，可以很好地观察打结的过程。缝合组织瓣之间的张力可以仔细观察。如果缝线拉得太多，两个组织瓣会绑得太紧，可能发生组织缺血。然而，在打结过程中，可以通过仔细观察，施加适当的力来拉动缝线，以将组织瓣结合在一起，然后在放大视野下完成打结。

笔者将这种技术称为"等比缝合"，通过在放大视野下调整缝线张力来完成。该技术应使用具有高弹性的尼龙或单丝缝线进行。

6.利用放大设备进行等比缝合的基本技术

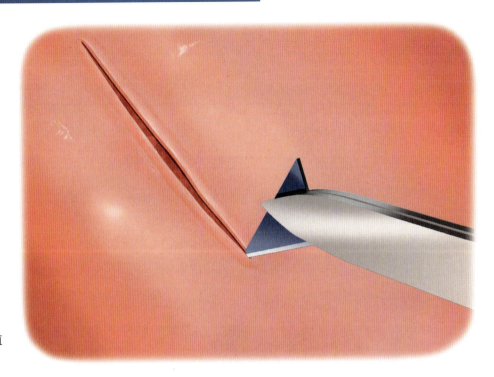

图a：黏膜上有尖锐的垂直切口。

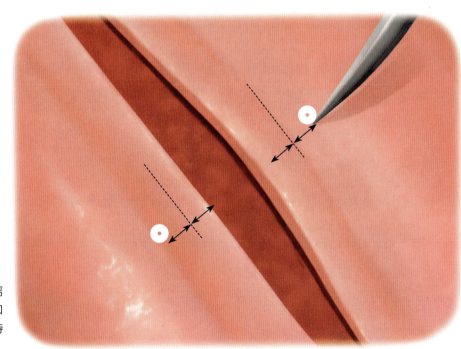

图b：进针点距离切口的距离应该是针头直径的2倍，切口到每个进针点之间应该保持相同的距离。

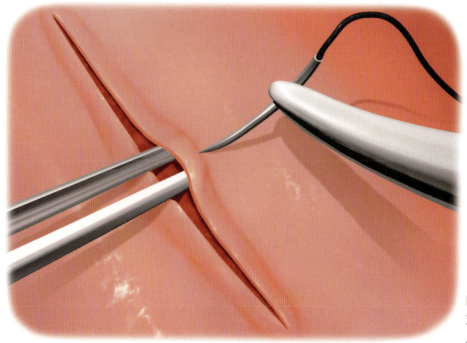

图c： 将持针器插入组织瓣下方，支持针头穿透组织瓣，从而提高准确性。

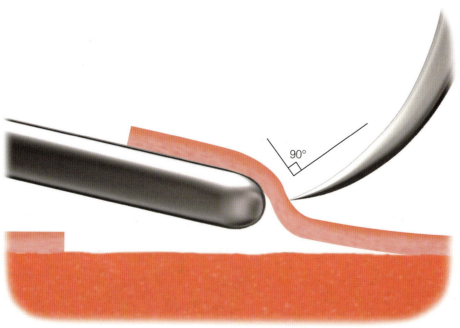

图d： 针头穿透的基本规则是垂直于组织表面。

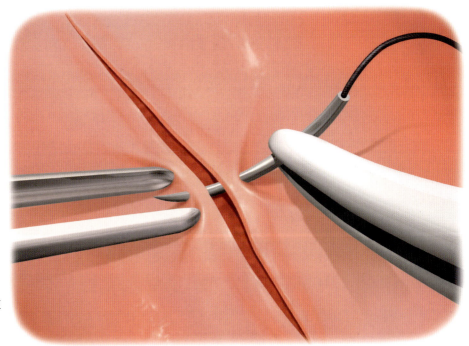

图e：当针头穿透组织时，应
将打结钳轻轻放在组织上，
以引导针头的方向。

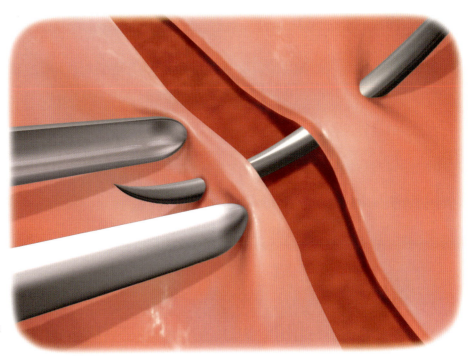

图f：图e的放大图。针头穿
透点位于打结钳的尖端之间。

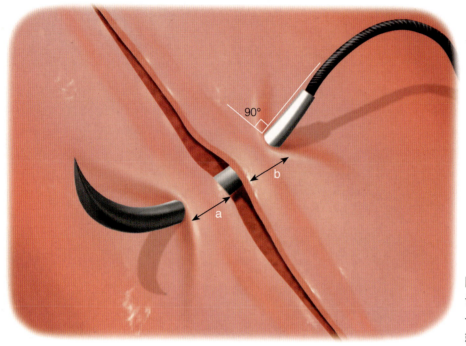

图g：针头进针点、出针点和切口之间的距离相等（a=b）。一旦确认了针头位置，针头就应该穿出。

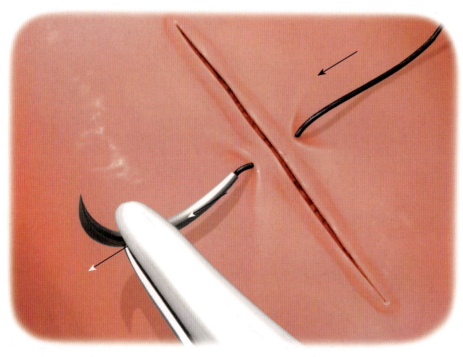

图h：拔出针头并拉动缝线时，应特别注意缝线的拉动方向，不要在组织瓣上施加过大的张力。

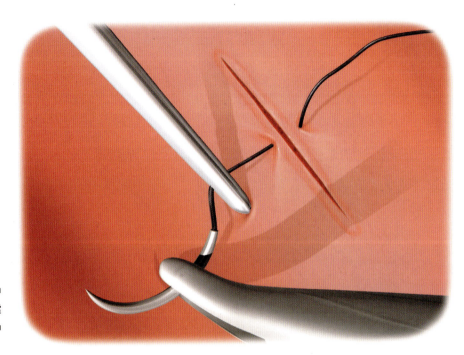

图i：当针头和缝线从组织中拔出时，应该用打结钳支撑组织瓣，以免在手术过程中发生组织瓣损伤或错位。

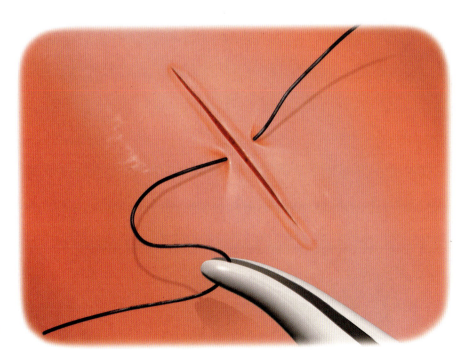

图j：应慢慢拉动缝线，直到线尾的长度适合打结。

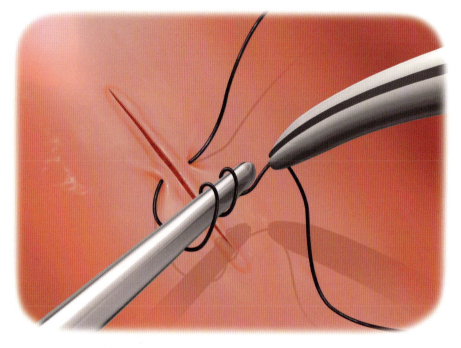

图k: 打结钳应位于切口上方，缝线应从上方打结2次。

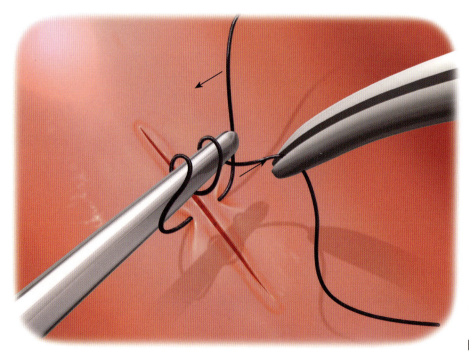

图l: 线尾应使用打结钳拉紧。

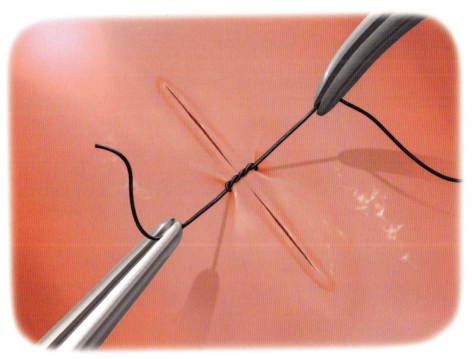

图m：缝线两侧被拉向相反的方向，以对位组织瓣。

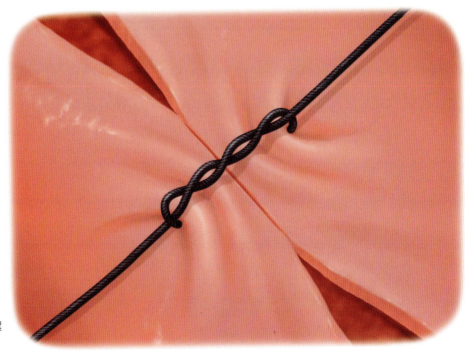

图n：图m的放大图。缝线螺旋缠绕得很好。

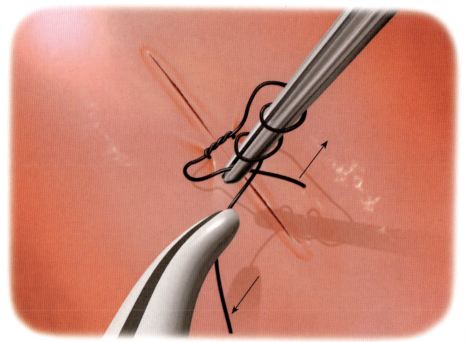

图o： 重复图k~图m的程序。

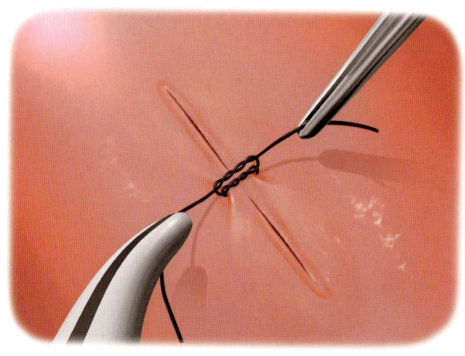

图p： 缓慢进行这些手术非常
重要，以免在缝合时在组织
瓣上产生组织张力。

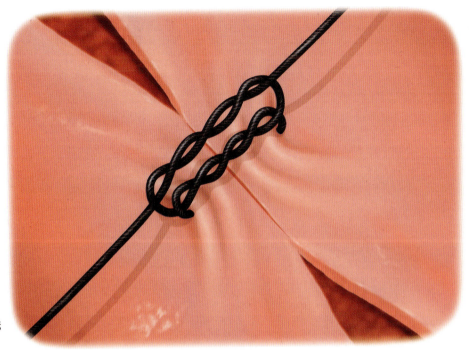

图q： 理想的条件是通过绕线2次来创造漂亮的线环。

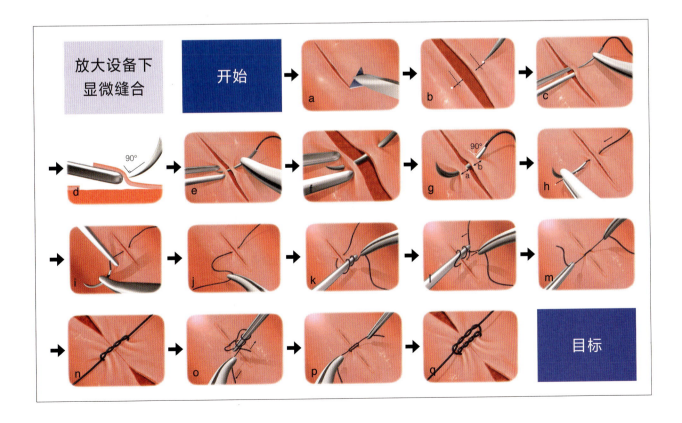

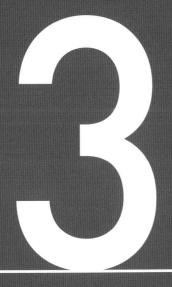

临床应用：天然牙

Clinical application : Natural teeth

根面覆盖：信封技术的概念

信封技术是一种用于根面覆盖的技术，通过制备龈沟处中厚组织瓣来进行结缔组织的移植[23~24]，由于保留了龈乳头，没有做水平和垂直切口使得创口愈合平整是该技术的优点。

另外，与Langer技术相比，其缺点在于其制备半厚瓣的技术敏感性和不能进行冠向组织瓣移位。

显微手术使组织瓣制备更容易，通过扩张组织瓣可使组织瓣复位2 ~ 3mm，移植组织瓣具有良好的血液供应是这项技术的优点。

根面覆盖程序：信封技术　病例

■ 术前

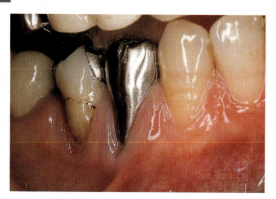

图1a：术前情况：2颗前磨牙的不良修复体。

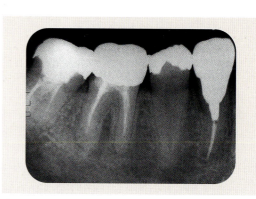

图1b：术前根尖片。

垂直向牙龈线	6	5	4	3
与相邻牙齿协调		X	X	
与对侧同名牙协调				

问题区域标记为X

■ 病例要点

问题

· 与相邻的尖牙和第一磨牙相比，在垂直向龈缘水平上存在差异。

· 第一前磨牙、第二前磨牙有延伸至牙根面的修复体，并伴有继发龋。

手术目的和程序

1. 治疗第一前磨牙、第二前磨牙的龋坏。

2. 暴露第一前磨牙的根面。

3. 在完成术前治疗后，使用信封技术移植结缔组织瓣进行根面覆盖。

手术（1999年10月1日）

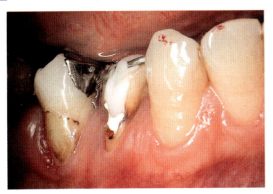

图1c： 牙齿牵引结束后。由于广泛的根面龋，需要提前进行牙根牵引。

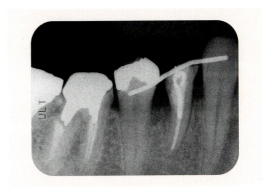

图1d： 第一前磨牙牵引治疗完成时的根尖片。

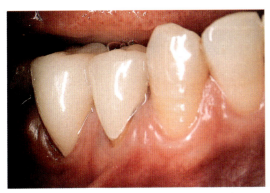

图1e： 牵引治疗结束后。戴入临时修复体进行固定。

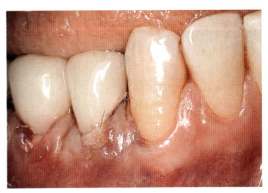

图1f： 缝合后。根据调磨后临时修复体所需的颈缘线，采用双牙连续信封技术进行根面覆盖。

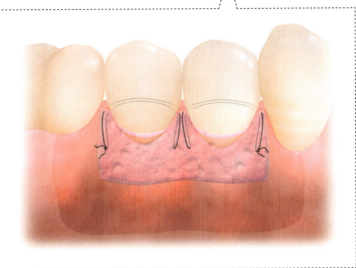

‖ 要点 ‖

将移植物植入第一前磨牙、第二前磨牙区，在#27，#28，#29和#28，#29，#30的邻间隙做2次悬吊缝合。如果移植物不稳定，应通过间断缝合将其固定在龈瓣上。

术后6个月

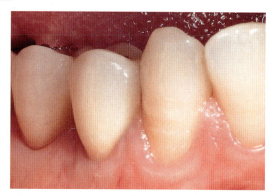

图1g: 术后6个月。修复体获得了良好的美学效果。

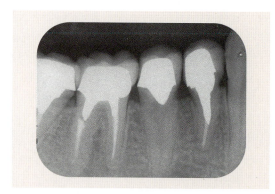

图1h: 术后6个月的根尖片。

术后11年

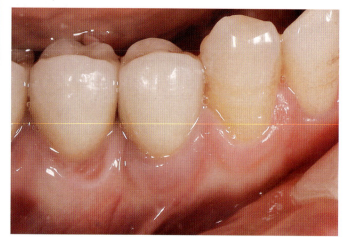

图1i: 术后11年。

病例评价

　　第二前磨牙的牙龈结构在术后第二年发生了变化。龈缘水平没有变化，牙根没有暴露，虽然在距牙颈部2～3mm处出现了牙龈台阶，但在11年后未发生改变。其原因可能是移植结缔组织残留的上皮细胞。这种组织变化在其他病例中也出现过。为了避免这种现象的发生，彻底去除上皮细胞是必不可少的。

根面覆盖程序：改良Langer技术的概念

Langer[25]介绍的通过上皮下结缔组织行根面覆盖术的美学效果并不理想，其原因是切开翻瓣时在相邻牙齿的近远中做了垂直切口，在牙间乳头做了水平切口。另外，Bruno[26]介绍了水平延伸组织瓣行结缔组织移植的根面覆盖技术，这种技术无须垂直切口。

通过附加水平切口（原为单纯切口），不仅获得了更多的血液供应，也可使组织瓣在冠向重新定位。笔者通常在龈乳头区应用斜行切口，以避免水平切口造成的美学并发症。

根面覆盖程序：改良Langer技术　病例

术前

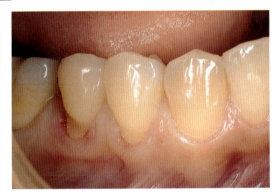

图2a：术前，下颌右侧唇侧观。2颗前磨牙牙根暴露伴楔状缺损。第二前磨牙的缺损范围更广。

利用车针制备光滑的曲面是非常重要的。

垂直向牙龈线	6	5	4	3
与相邻牙齿协调		X	X	
与对侧协调				

问题区域标记为X

病例要点

问题

· 前磨牙的垂直向龈缘水平与相邻牙齿相差约1mm。

· 需要特别注意楔状缺损。第二前磨牙的缺损范围大于第一前磨牙。

手术目的和程序

1. 术前恢复根面外形。

2. 用改良的Langer技术进行结缔组织移植的根面覆盖手术。

■ 手术（2000年4月22日）

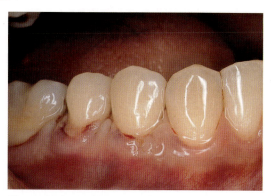

图2b：缝合后的情况。软组织几乎没有受损。

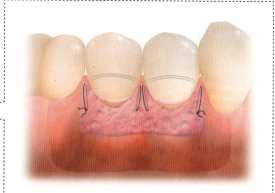

龈瓣在原来的位置缝合。应用的缝合方式是悬吊缝合。如果单用悬吊缝合不能让创口贴合，可用7-0或8-0缝线通过间断缝合使其更紧密。

▌ 要点 ▌

　　前磨牙楔状缺损程度的不同，增加了病例难度。由于第二前磨牙的缺损范围较广，使用信封技术制备龈瓣的难度较大，而且冠向复位量也比简单的垂直复位多。因此，在龈瓣上增加了附加切口。此外，

牙龈移植物的大小在第一前磨牙和第二前磨牙之间是不同的。第二前磨牙缺损范围较广，需要较厚的移植物。移植物的厚度应在术前设计好，术中从腭部切取指定厚度的移植物。

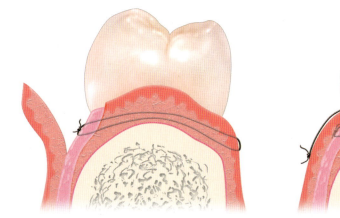

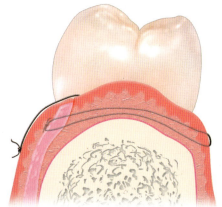

移植物用不可吸收线缝合在牙间乳头处。由于斜切的移植物尖端会形成易滑的接触面，所以在缝合时很容易滑脱，需要仔细确认移植组织瓣的位置。

术后3个月

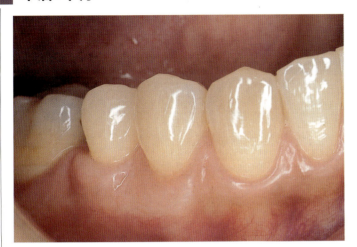

图2c：术后3个月。获得了良好的美学效果。

术后10年

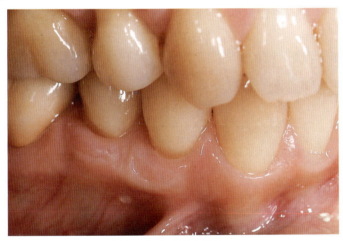

图2d：术后10年。依然可以看到效果很好。

病例评价

对于有楔状缺损的病例，结缔组织移植的适应证应慎重考虑。将尖锐的边缘修整成光滑的曲面很重要，如果仅靠重新修整不足以使表面光滑，则应结合使用复合树脂。术后10年出现轻微的根面暴露，目前尚不清楚是由缺损进展还是牙龈退缩导致的，抑或是两者都有，但它们都没有达到需要再次治疗的水平。即使结缔组织移植完成了根面覆盖，但由于楔状缺损的问题没有得到解决，其预后还是不可预测的。

根面覆盖程序：带蒂结缔组织移植的概念

    Harris和Nelson介绍了龈瓣侧向复位和上皮下带蒂结缔组织移植[27-28]的联合技术。这种技术的优点是成功率高，由于丰富的血液供应从蒂部传输给了结缔组织移植物。笔者在冠向复位瓣技术（例如Langer技术）不能获得充足角化组织时会应用该技术。

根面覆盖程序：带蒂结缔组织移植物　病例1

■ 术前

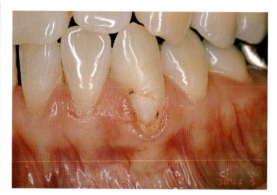 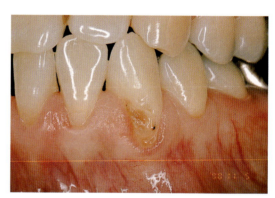

图3a：术前左下颌唇侧观，可以看到充填物周围的继发龋和牙根暴露。

图3b：去除复合树脂后，可见较大的釉质缺损和根面龋。

垂直向牙龈线	2	3	4	5
与相邻牙齿协调		X		
与对侧同名牙协调		X		

问题区域标记为X

■ 病例要点

问题

- 与相邻牙齿垂直向牙龈水平和牙根暴露的差异。
- 颈部修复体伴继发龋损，牙本质过敏症状严重。

手术目的和程序

1. 术前复合树脂修复。
2. 使用上皮下带蒂结缔组织移植物行根面覆盖程序。

手术（1998年11月26日）

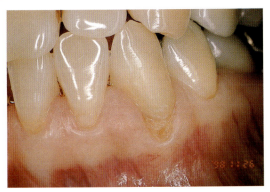

图3c：复合树脂修复后。用复合树脂修复釉牙骨质界（CEJ）。

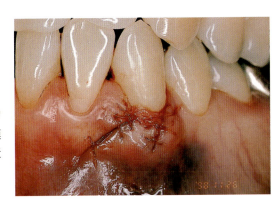

图3d：从左下尖牙近中暴露的牙根面略冠向斜向左下侧切牙根尖做垂直切口。接着，在左下尖牙龈缘的最下方、膜龈联合稍上方，做1个小的垂直切口。另外，从左下尖牙近中向远中做龈沟切口去除龈沟上皮。考虑到移植物的大小，半厚瓣可以延伸扩大。

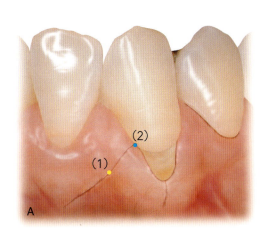

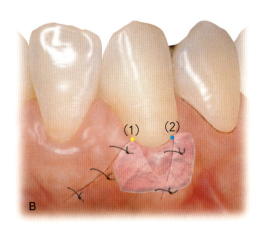

将覆盖牙根表面的移植物牢固地缝合在左下尖牙近中和远中龈乳头区域。接下来，旋转龈瓣并重新定位，然后缝合，如图B所示。见（1）、（2）的位置变化。

术后1年7个月

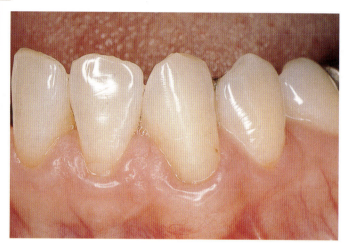

图3e：术后1年7个月。未见垂直切口留下的瘢痕，重建美观的颈缘线。

术后12年

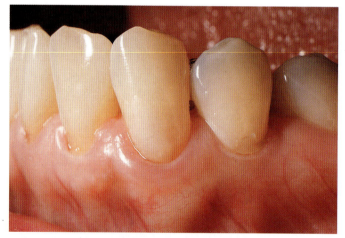

图3f：术后12年。此时的软组织显得更加美观，得益于适当的维护。

病例评价

利用旋转上皮下带蒂结缔组织移植的优点是覆盖牙根面而不改变膜龈联合，从而获得更多的角化龈。这种技术被认为比信封技术更有效，因为它创造了更宽的角化龈，让效果更稳定。

根面覆盖程序：带蒂结缔组织移植物　病例2

■ 术前

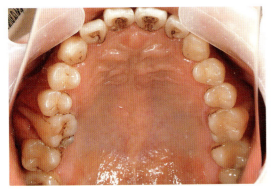 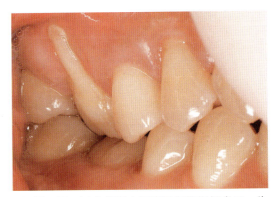

图4a，b：术前咬合面观和右侧唇侧观。右侧上颌第一磨牙舌向倾斜明显，近中颊根大面积暴露接近根尖区。为了保持稳定和更好的咬合，需要进行正畸治疗。

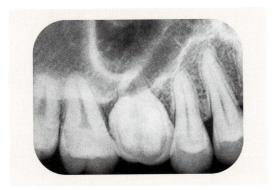

图4c：术前根尖片。

垂直向牙龈线	7	6	5	4
与相邻牙齿协调		X		
与对侧同名牙协调				

问题区域标记为X

■ 病例要点

问题

　　右上第一磨牙垂直向龈缘水平差异较大，牙根暴露至Miller III级。

手术目的和程序

1. 正畸治疗前行根面覆盖术。
2. 因垂直向龈缘水平大小不一，采用旋转上皮下带蒂结缔组织移植术。

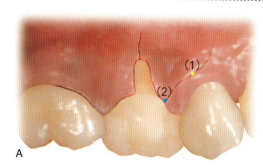 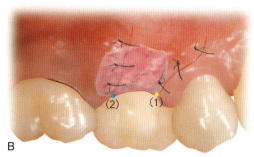

龈瓣旋转缝合，如B图所示。见（1）、（2）的位置变化。

手术（2009年10月22日）

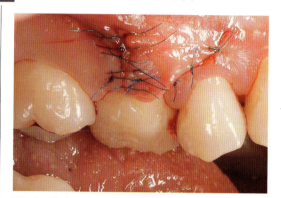

图4d：缝合后，裸露的根面被完全覆盖。

‖ 要点 ‖

评估根面覆盖程序难度的一个简单指标是暴露面积[28]。暴露区域的形状也应仔细评估。当缺损在水平方向上较宽时，应将组织瓣垂直向复位。当缺陷在垂直方向上较宽时，应将组织瓣水平（旋转）向复位。当缺损区域较宽时需要使用较厚的结缔组织移植物（CTG）。

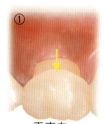 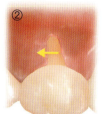

垂直向复位　　水平（旋转）向复位

术后

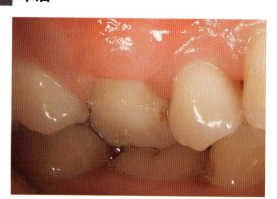

图4e：术后情况。

病例评价

根面覆盖程序应在正畸治疗之前进行，以便在不影响牙周状况的情况下安全地进行正畸治疗。

根面覆盖程序：改良的信封技术与Langer技术

■ 术前

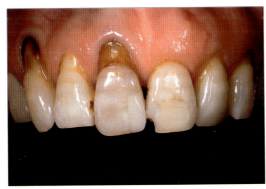

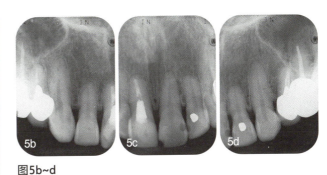

图5b~d

图5a： 右上中切牙至尖牙的垂直向牙龈退缩。上颌前部的冠向形态失衡。

垂直向牙龈线	3	2	1	1	2	3
与相邻牙齿协调	X	X	X		X	
与对侧同名牙协调	X	X	X			

问题区域标记为X

■ 病例要点

问题

· 垂直向龈缘水平不对称。

· 右上中切牙和尖牙的牙龈退缩较侧切牙明显。

手术目的和程序

1. 进行美学修复治疗之前，垂直向龈缘水平应得到改善。

2. 中切牙和侧切牙采用信封技术，尖牙采用Langer技术。

第一次手术（2006年10月26日）：信封技术行上颌右侧中切牙和侧切牙根面覆盖程序

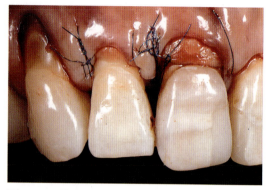 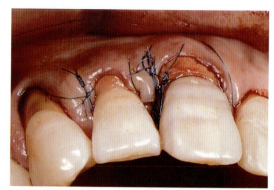

图5e，f： 缝合后。中切牙和侧切牙应用信封技术。悬吊缝合后，在中切牙远中和侧切牙远中龈乳头区进行简单缝合，以确保悬吊缝合后移植物的稳定。

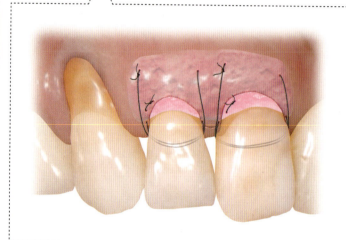

在中切牙和侧切牙上都有悬吊缝合。在龈瓣的远中进针，经过移植物，从龈乳头区出针。绕过腭侧回到近中。同样，从龈瓣近中进针，经过移植物，从龈乳头区出针。缝线绕过腭侧向远中方向，然后打结。在这种情况下，悬吊缝合是在中切牙和侧切牙上进行2次。光是缝合基本就足以固定移植物。

第二次手术（2007年3月14日）：改良Langer技术行上颌右侧尖牙根面覆盖程序

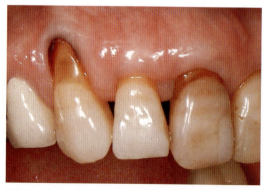 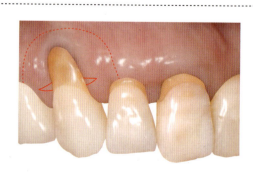

图5g： 术后3个月。按计划进行垂直向牙龈的冠向复位。

V形水平切口，如图所示。

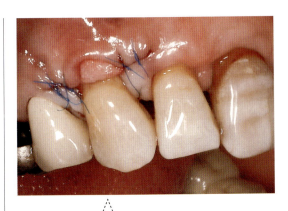

图5h：缝合后。由于尖牙牙根暴露面积相对较大，考虑到龈瓣的冠向移位量，采用改良Langer技术。悬吊缝合与单纯间断缝合结合在一起，确保牙龈紧密贴合。

‖ **要点** ‖

关于植入技术和移植物的形状，移植物暴露部分的边缘是直的，与釉牙骨质界的扇贝形不同。然而，扇贝形牙龈恢复到釉牙骨质界是令人期待的。关注手术过程，包括最初的切口，注意移植物的垂直水平比在移植物上形成扇贝形边缘更重要。

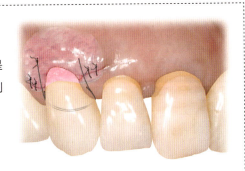

术后3个月/戴入最终修复体

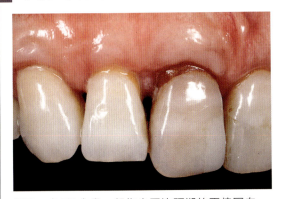

图5i：术后3个月。龈缘水平比预期的更偏冠向。

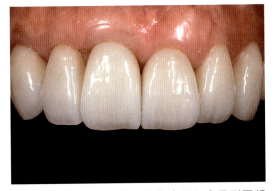

图5j：戴入最终修复体。龈缘水平和扇贝形牙龈形态得到改善，实现了令人满意的美学修复效果（修复治疗由Masayuki Okawa医生完成）。

病例评价

应用结缔组织覆盖移植的根面覆盖程序中，将移植物置于釉牙骨质界的冠向，以完全覆盖牙根面。的确有人建议将移植物放置在更加靠近冠向的位置上。然而，笔者将移植物放置在目标位置，而不是更加靠近冠向的位置，是因为上皮细胞在结缔组织上爬行生长，只要移植手术成功，上皮就会沿着结缔组织向上生长，如本病例所示。

牙槽嵴增量：基础概念

牙槽嵴增量[29-32]是应用于有缺陷的牙槽嵴以重建合适牙槽嵴的技术，以获得美观和功能为目的。它包括软组织（牙龈）增量、硬组织（骨）增量，或两者兼而有之，具体取决于治疗计划。当缺牙区使用固定义齿修复时，主要通过软组织移植来增高牙槽嵴。另外，当缺牙区由种植体支持的修复体进行修复时，通常会使用硬组织移植来重建牙槽嵴。

本文通过3个临床病例，回顾传统修复中牙槽嵴软组织增量的基本概念和方法。之后将根据Suzuki分类（参见P5）讨论晚期病例。

牙槽嵴增量程序：常规固定修复体的桥体位点　病例1

■ 术前

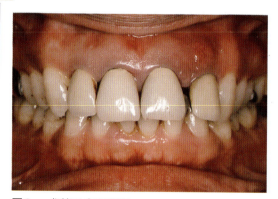

图6a： 术前口内正面观。

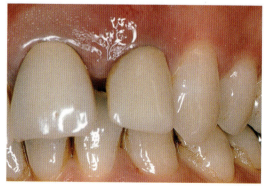

图6b： 上颌左侧侧切牙术前。上颌左侧侧切牙牙龈红肿，龈沟内有脓性分泌物流出。

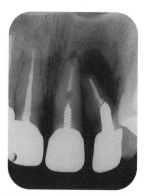

图6c： 术前根尖片。上颌左侧侧切牙根尖周低密度影像较大，需要拔除。

拔牙后

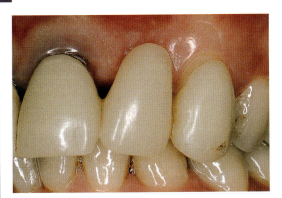

图6d：侧切牙拔除后6个月的唇侧观。

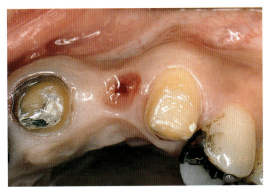

图6e：侧切牙拔除后6个月的𬌗面观。牙槽嵴缺损明显。在这种情况下，美学修复治疗是不可能的。

垂直向牙龈线	3	2	1	1	2	3
与相邻牙齿协调						
与对侧同名牙协调						
水平向牙龈线	3	2	1	1	2	3
与相邻牙齿协调					X	
与对侧同名牙协调					X	

问题区域标记为X

病例要点

问题

· 上颌左侧侧切牙龈缘水平的差异导致不对称和不连续的美学问题。

手术目的和程序

1. 术前应进行临时修复。

2. 术前治疗程序完成后，通过结缔组织移植对牙槽嵴进行软组织增量。

制作临时修复体

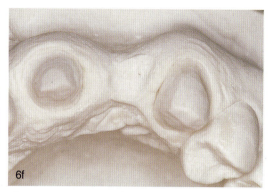
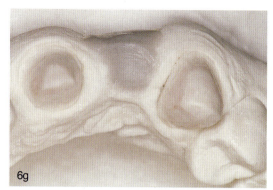

图6f，g：术前研究模型（也是工作模型）（图6f）。对理想的牙槽嵴形状进行蜡型处理，并估算出所需的移植物大小。此病例需要5mm厚的移植物（图6g）。

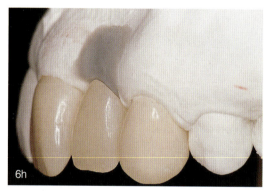
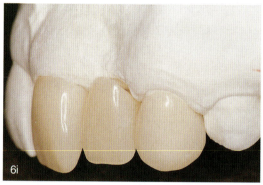

图6h，i：根据工作模型上的诊断蜡型制作临时修复体（图6h）。在诊断蜡型上形成卵圆形的桥体组织面。蜡型的组织面减少1mm使桥体对移植的牙槽嵴产生压力。图6i展示的是模型上牙龈蜡去除后的临时修复体。

手术

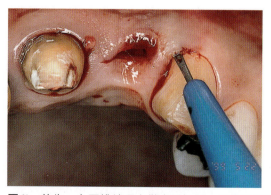
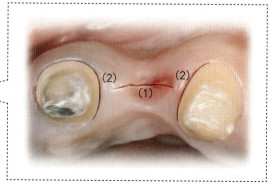

图6j：首先，在牙槽嵴顶上做水平切口，保留牙间乳头区域，以防止切断血液供应（1）。其次，在中切牙和尖牙的牙龈沟处做切口，并在侧切牙区域的颊侧做袋状组织瓣（2）。使用黏膜刀抬高组织瓣。

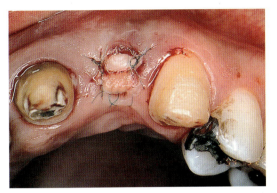

图6k：将取自上腭的结缔组织放入并缝合。

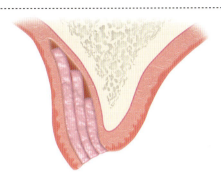

‖ 要点 ‖

可将3块2～3mm厚的结缔组织进行修剪、分层和缝合，因为取1块5～6mm厚的结缔组织并不现实。

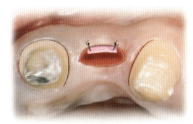 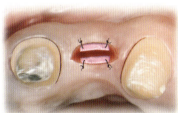 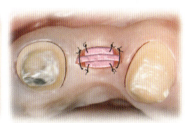

第一层CTG缝合在龈瓣上。　　第二层CTG缝合在腭侧。　　第三层CTG在中间插入并缝合。

戴入临时修复体

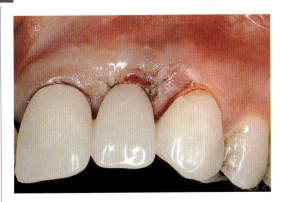

图6l：缝合后，戴入提前制作的临时修复体。

术后6个月

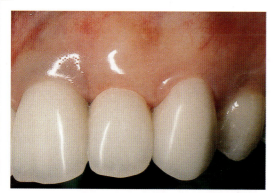

图6m：戴入临时修复体后6个月。由于软组织成熟和稳定，决定制作最终修复体。最终修复体是在术后 3 个月制作完成的。

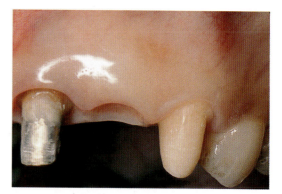

图6n：拆除临时修复体后的牙龈状况。牙龈健康，无红肿。

术后9个月/戴入永久修复体

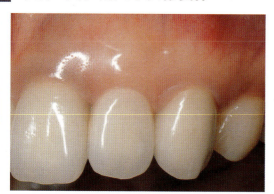

图6o：术后9个月。戴入永久修复体。侧切牙的龈线连续和适当的牙龈外形轮廓重建效果良好，获得了满意的美学修复体。

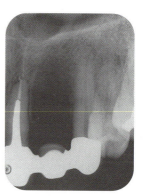

图6p：术后9个月的根尖片。可以看到牙槽骨逐渐成熟。

术后10年

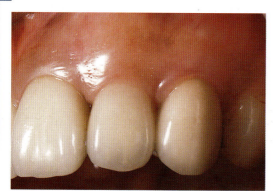

图6q：术后10年。美学效果保持良好。

病例评价

　　本病例是笔者第一次用3层CTG行牙槽嵴增量。由于不清楚移植区域的形态是否会保持不变，因此在最终修复之前，先用临时修复体对该区域进行 6 个月的观察。很明显，即使在10年之后，仍然保持了良好的状况。在其他病例中也见到了类似的结果，笔者从临床经验中证实了这一技术的有效性。

牙槽嵴增量程序：常规固定修复体的桥体位点　病例2

■ 术前

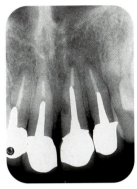

图7a：第一次就诊时，上颌左侧中切牙拔牙前的根尖片。

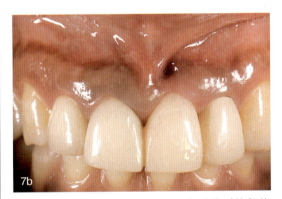

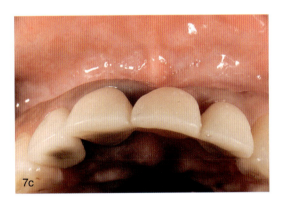

图7b，c：上颌前牙术前正面观。拆除临时修复体。

■ 拆除临时修复体

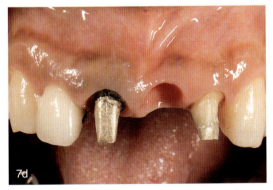

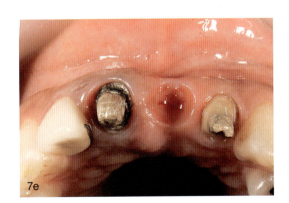

图7d，e：拆除临时修复体后的正面观和咬合面观。

垂直向牙龈线	3	2	1	1	2	3
与相邻牙齿协调				X		
与对侧同名牙协调				X		
水平向牙龈线	3	2	1	1	2	3
与相邻牙齿协调				X		
与对侧同名牙协调				X		

问题区域标记为X

病例要点

问题

· 上颌左侧中切牙水平向和垂直向牙龈水平差异很大。

· 可见上唇系带在2颗上颌中切牙之间的附着，这将影响龈瓣的冠向复位。

手术目的和程序

1. 用 2 个CTG进行软组织牙槽嵴扩张，以改善水平向和垂直向龈缘水平的连续性。

2. 同时行系带修整术以改善移植程序的预后。

获取CTG（2009年10月20日）

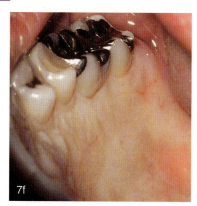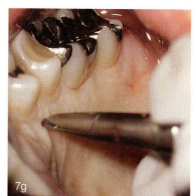

图7f，g：第一切口。第一切口垂直于腭侧黏膜。

获取CTG的切口

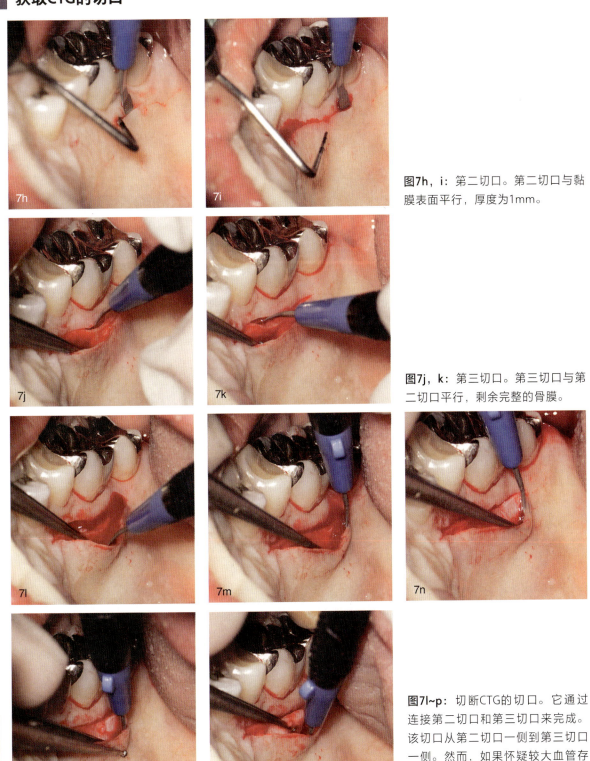

图7h，i：第二切口。第二切口与黏膜表面平行，厚度为1mm。

图7j，k：第三切口。第三切口与第二切口平行，剩余完整的骨膜。

图7l~p：切断CTG的切口。它通过连接第二切口和第三切口来完成。该切口从第二切口一侧到第三切口一侧。然而，如果怀疑较大血管存在于该区域根方，这种切口方向就会相反。

分离组织移植物

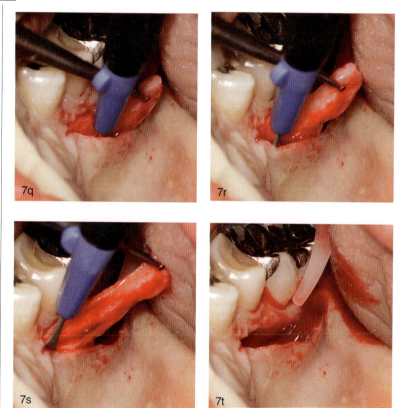

图7q~t：当移植物分离到位时，用镊子将移植物拉出，切断取出移植物。

放置胶原材料

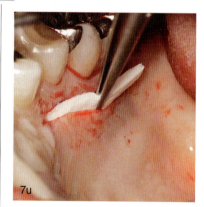
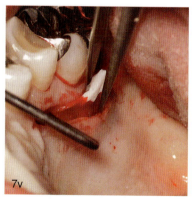
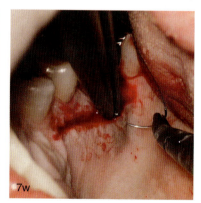

图7u~w：放置胶原材料。将胶原材料修剪成组织移植物的形状，置于供区。

供区缝合

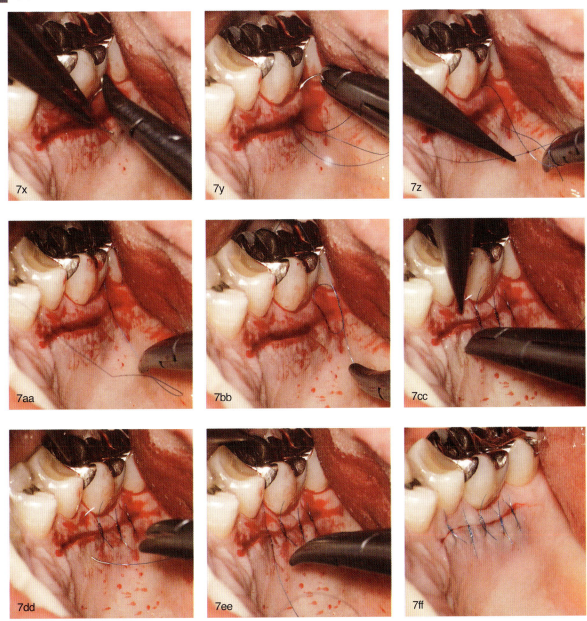

图7x~ff：本例采用简单环形缝合（间断缝合），也可采用连续缝合或褥式缝合。

制备牙龈移植的切口

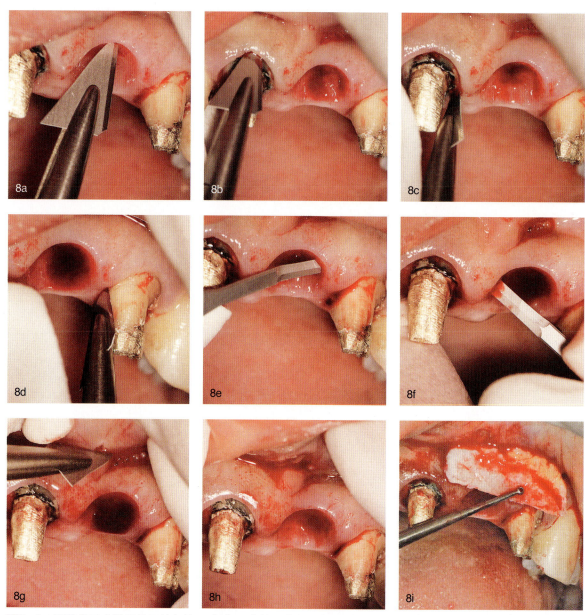

图8a~i：用手术刀（羽毛状刀片）从2颗相邻牙齿的远中颊角做龈沟切口。缺牙区切口从腭侧按龈沟切口的方式沿桥体形成的颈缘线切开。切开后，用隧道刀（CK2）仔细制作信封瓣，延伸至膜龈联合上方，直到瓣变得可移动。在完成信封瓣后，行上唇系带修整术。

CTG的修整和缝合

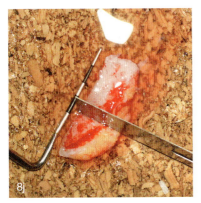

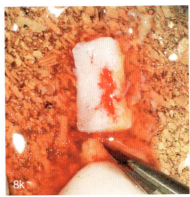

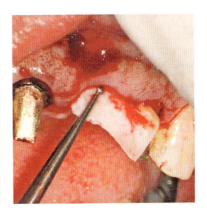

图8j，k： 将获取的移植物切成2块，并相应地修剪。

图8l： 植入第一块移植物。

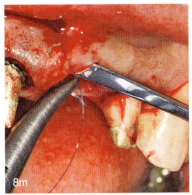

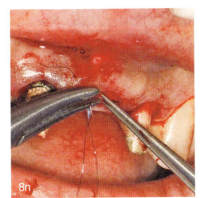

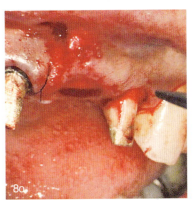

图8m~o： 将第一块移植物置入信封瓣内，在组织瓣的近中和远中进行简单的缝合固定。从冠状位看到移植物暴露2mm。

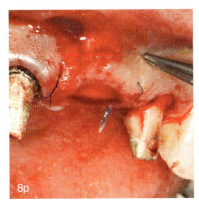

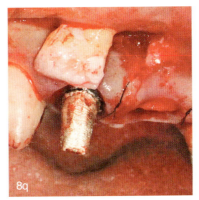

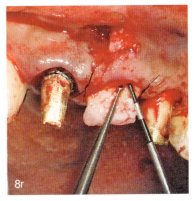

图8p~r： 缝合第二块移植物。第二次移植进一步增加了牙槽嵴颊侧的体积。根部的轮廓通过垂直放入的移植物得以再现。

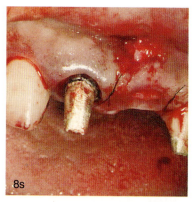
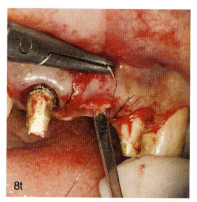
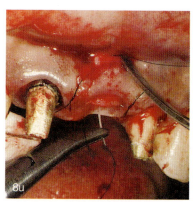

图8s~u：从唇侧插入缝针，穿过移植物，然后从龈瓣中穿出，再次插入第二块移植物。最后，将第一块移植物固定在唇侧。

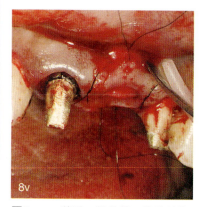
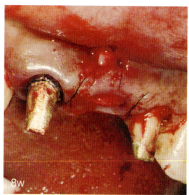
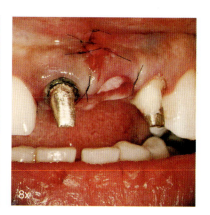

图8v~x：随后，修剪第二块移植物和系带的边缘，缝合关闭创口。

‖ **要点** ‖

　　第一次缝合时暴露2mm的目的是增加垂直向牙龈高度。这一步骤是在卵圆形桥体位点应用合理的根面覆盖程序。这对于牙槽嵴通常是不实用的技术。

缝合后

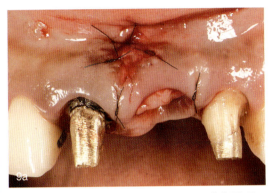
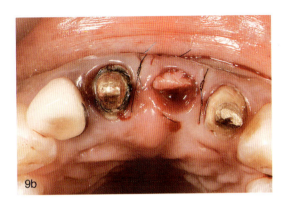

图9a，b：缝合后上颌前牙区正面观及咬合面观。

拆除缝线

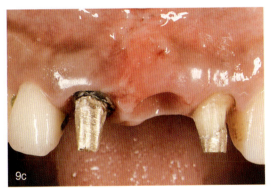
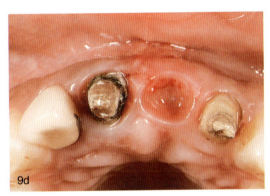

图9c，d：拆除缝线时的正面观和咬合面观。获得了足够的水平向牙龈宽度和垂直向牙龈高度。

戴入临时修复体

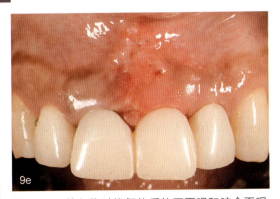
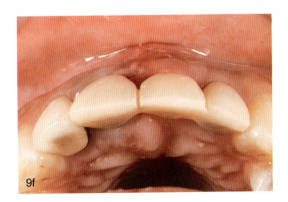

图9e，f：戴入临时修复体后的正面观和咬合面观。

术后

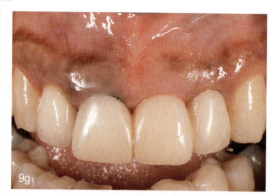 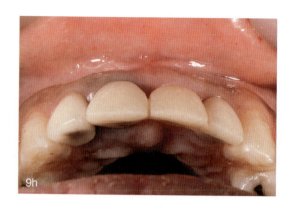

图9g，h：通过临时修复体来引导软组织愈合。

戴入最终修复体

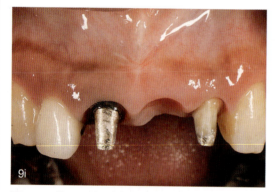 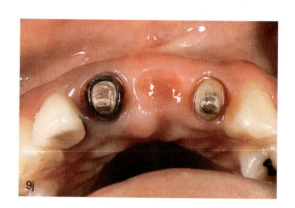

图9i，j：戴入最终修复体时的正面观和咬合面观。

术后1年

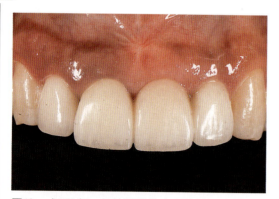

图9k：术后1年。保持了龈缘水平的美学平衡。

病例评价

　　有充分的文献证明，缺牙区牙槽嵴增量使用的CTG可成功地附着在具有生物相容性的树脂表面和复合树脂材料上。软组织与周围环境的适应性较好，证明软组织形态可以被修复体的桥体所诱导。

牙槽嵴增量程序：常规固定修复体的桥体位点　病例3

■ 术前

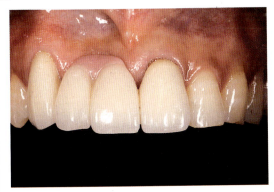

图10a：患者对从上颌右侧尖牙到左侧中切牙的固定桥的美观效果不满意。

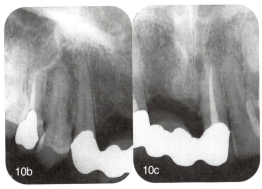

图10b，c：侧切牙和中切牙桥体区牙槽骨缺损不太广泛。

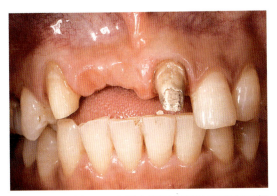

图10d：右侧尖牙至右侧中切牙区域的垂直向牙龈高度降低。

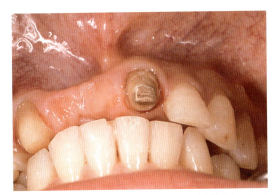

图10e：可见右侧侧切牙和中切牙区域的水平向牙龈宽度不足。

垂直向牙龈线	3	2	1	1	2	3
与相邻牙齿协调	X	X	X			
与对侧同名牙齿协调	X	X	X			
水平向牙龈线	3	2	1	1	2	3
与相邻牙齿协调		X	X			
与对侧同名牙齿协调		X	X			

问题区域标记为X

■ **病例要点**

问题
· 垂直向和水平向龈缘水平降低。
· 最广泛的缺损是在侧切牙和中切牙之间的区域。
· 右侧尖牙的垂直向龈缘水平降低，并根据该水平进行了基牙预备。

手术目的和程序
1. 通过2次结缔组织移植术，对上颌右侧尖牙和中切牙的垂直向与水平向牙龈进行重新塑形。
2. 右侧上颌尖牙需要正畸牵引作为术前程序。

■ **诊断蜡型**

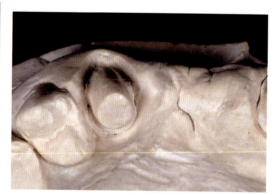

图10f：研究模型。密切观察研究模型是制订手术计划的必要步骤。

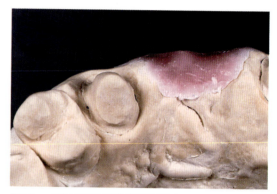

图10g：研究模型用诊断蜡型恢复理想轮廓。

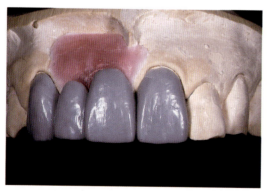

图10h：先用蜡型恢复软组织，然后制作桥体蜡型。

第一次手术（2005年11月17日）

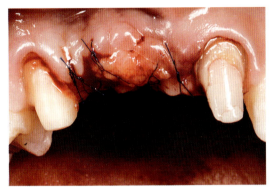

图10i：从上腭获取较厚的移植物，在上颌右侧和中切牙区域进行Onlay移植。

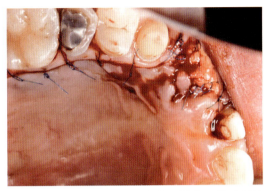

图10j：将移植物植入翻开的半厚瓣中，然后通过缝合关闭创口。

‖切口·缝合‖

切口

缝合

（2）　　　（3）
（1）

切面观

有意暴露移植物

龈乳头区组织瓣缝合

- **切口**：龈沟切口从上颌右侧尖牙和左侧中切牙的远中唇轴角到近中轴角。牙槽嵴顶做垂直切口，约1.5mm（1）。从该切口向唇侧做相同厚度的半厚瓣（2）。切口超过膜龈联合，使龈瓣活动。向腭侧做相同厚度的切口，切口延长3～5mm。

- **缝合**：将移植的结缔组织缝合到腭侧瓣上，然后再缝合唇侧瓣。首先，将龈乳头区都缝合到腭侧瓣和移植物上。在右侧侧切牙和中切牙之间的龈乳头区要重建的位置与移植物缝合，同时留下部分移植物暴露在外，以促进黏膜的角化。

戴入临时修复体/第一次手术后1个月

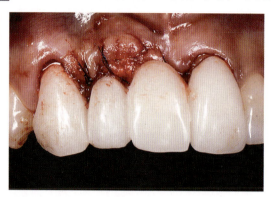

图10k：缝合后的右侧术后。戴入临时修复体。

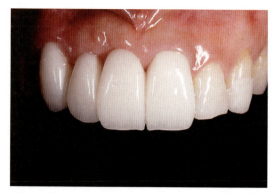

图10l：戴入临时修复体后1个月。软组织愈合良好。

第二次手术（2006年4月6日）

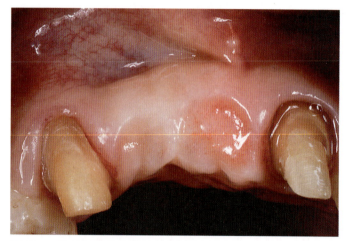

图10m：获得了足够的水平向龈缘水平。

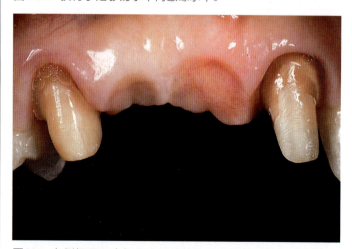

图10n：在侧切牙和中切牙之间的龈乳头区垂直向龈缘水平不足。

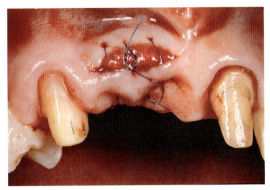

图10o： 使用结缔组织嵌入式移植重建龈乳头区垂直向软组织高度。移植物仅用3条缝线固定，并以临时修复为支撑。

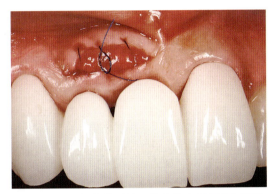

图10p： 修改桥体的形状，并在缝合后重新佩戴临时修复体，修改桥体区并对牙龈产生压迫。

‖ **要点** ‖

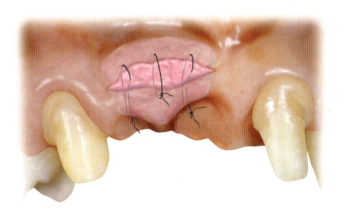

单纯嵌入移植的目的是增加垂直向龈缘水平，而不考虑水平向龈缘水平，尽管最终水平向龈缘水平也增加了。如果手术的目的被简化，手术过程也就简化了。

■ 试戴

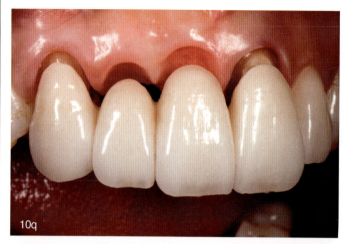

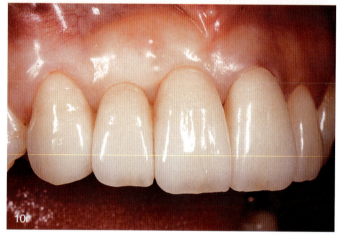

图10q，r：桥体和牙龈协调得很好。

■ 戴入最终修复体

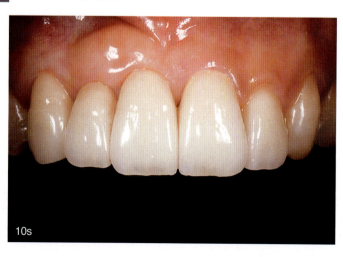

病例评价

通过2次手术重建角化龈的宽度和高度，获得自然的龈缘水平。

图10s：戴入最终修复体。美学修复是通过增加垂直向和水平向软组织量来完成的（修复治疗由Masayuki Okawa医生完成）。

牙槽嵴增量程序：高级1-修复治疗前

【基础】前文通过 3 个临床病例阐述了牙槽嵴增量术的基本概念。

【高级】通过8个临床病例以及根据牙槽嵴形状进行骨增量方法的分类（Suzuki分类）讨论了牙槽嵴增量术在修复治疗前后和恢复中的应用（参见P5）。

- 修复前牙槽嵴增量术。
- 修复后牙槽嵴增量术。
- 牙槽嵴增量的恢复手段。

修复治疗前的牙槽嵴增量术　病例1

■ 术前：凹陷-山丘型

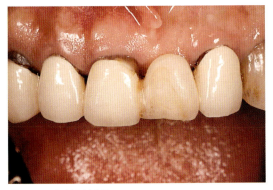

图11a：术前唇侧观。

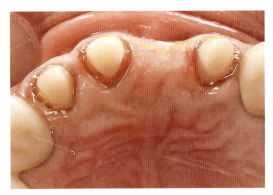

图11b：可见上颌左侧中切牙区域的凹陷型牙槽嵴缺损。建议行牙槽嵴增量术与结缔组织移植术。

垂直向牙龈线	3	2	1	1	2	3
与相邻牙齿协调						
与对侧同名牙协调						
水平向牙龈线	3	2	1	1	2	3
与相邻牙齿协调				X		
与对侧同名牙协调				X		

问题区域标记为X

病例要点

问题

　　牙槽嵴的形态被认为是凹陷型而不是平面型，具有足够垂直向龈缘水平，而水平向龈缘水平不足。

手术目的和程序

　　缺损仅限于单纯的水平向龈缘水平，缺损的大小也受到限制。一个厚的CTG足以重建这个区域。由于缺陷尺寸小，重新定位的量相对较小，所以选择了信封瓣。

手术（2003年12月11日）

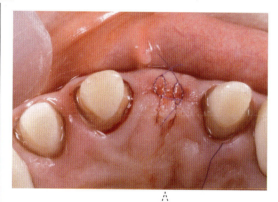

图11c：采用隧道技术形成信封瓣。将从上腭取出的CTG插入信封瓣内，用7-0线缝合在切口区域。

‖切口·缝合‖

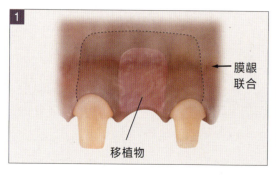

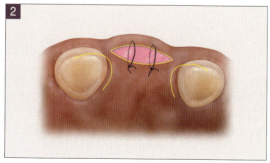

膜龈联合

移植物

· 切口：自上颌右侧中切牙和上颌左侧侧切牙唇侧远中轴角至腭侧近中轴角做龈沟切口。沿牙槽嵴唇侧做水平切口，而不延伸到龈乳头区域。通过隧道技术越过膜龈联合形成龈瓣（**图1**注：切口和组织瓣分离应充足，移植物有足够的可移动区域，包括唇侧龈乳头区）。

· 缝合：根据缺损的情况，从腭部取相对较厚的移植物（结缔组织）进行修剪，并在2个位置行间断缝合（**图2**）。

戴入临时修复体

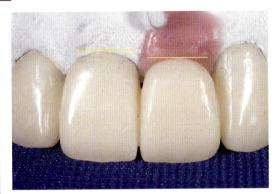

图11d：移植物的量是根据诊断蜡型设计的。

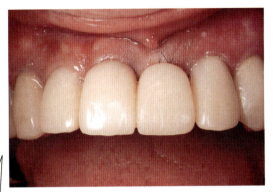

图11e：戴入临时修复体。

‖ 要点 ‖

　　使用诊断蜡型与修复医生（Masao Yamazaki 医生）进行了详细的讨论。根据修复医生的要求，计划将牙槽嵴的高度增加1mm。根据理想牙槽嵴形态制作临时修复体。在缝合后佩戴临时修复体时，临时修复体桥体区的基底与牙槽嵴紧密接触。笔者通常通过桥体区牙龈的轻微发白来确认。

戴入最终修复体

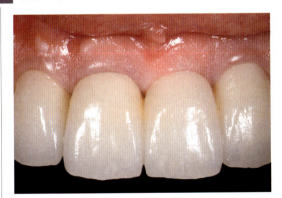

图11f：戴入最终修复体（修复治疗由Masao Yamazaki医生完成）。

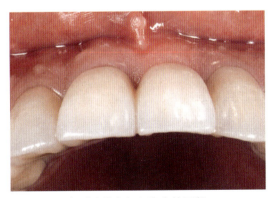

图11g：观察到成熟良好和稳定的牙龈。

术后2年

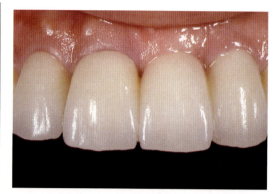

图11h：桥体周围的牙龈呈稳定、协调的扇贝形。

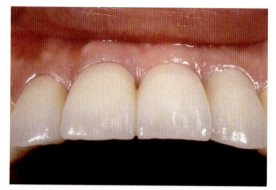

图11i：牙龈轮廓稳定且对称。

术后3年6个月

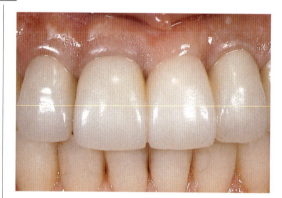

图11j：术后3年6个月。牙龈状况保持良好。

病例评价

　　牙槽嵴高度比对侧高度多1mm。修复医生要求提供额外的组织以进行调整。正确的诊断蜡型在术前讨论中是不可缺少的。"矫枉过正"的概念有助于实现审美要求。

修复治疗前的牙槽嵴增量术　病例2

■ 术前：凸起-山谷型

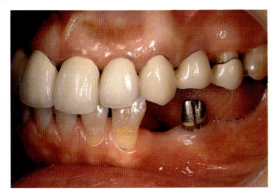

图12a：术前左侧视图。

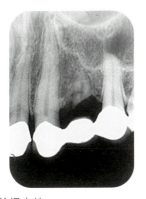

图12c：术前根尖片。

图12b：在上颌左侧第一前磨牙区牙槽嵴处可见约3mm的垂直缺损。建议采用CTG嵌入。

垂直向牙龈线	3	4	5	6
与相邻牙齿协调		X		
与对侧同名牙协调		X		
水平向牙龈线	3	4	5	6
与相邻牙齿协调				
与对侧同名牙协调				

问题区域标记为X

■ 病例要点

问题
垂直向龈缘水平位于相邻牙齿的根方（凸起-山谷型）。牙龈组织水肿。

手术目的和程序
这是非常罕见的单独重建垂直向龈缘水平的情况，因为在拔牙时已经在颊侧进行了结缔组织移植。采用结缔组织嵌入移植术，增加颊部牙龈的垂直向高度。

69

手术（2002年7月25日）

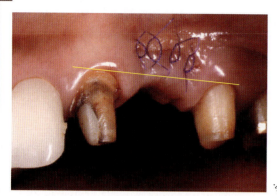

图12d：将移植物修剪成与龈瓣完全相同，缝合在水平切口区域，用6-0线缝合。

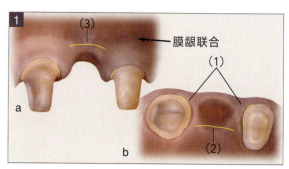

‖切口·缝合‖

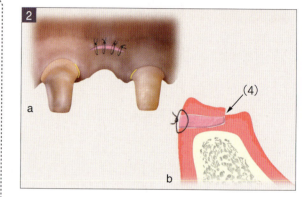

膜龈联合

切口： 在上颌左侧尖牙远中和左侧第二前磨牙近中做龈沟内切口；牙槽嵴切口偏向腭侧1/3，向下延伸至骨面；将唇侧的切口连接到牙槽嵴切口（1）。然后，通过切口（3）形成龈瓣。使用显微刀片（CK2）在2个龈乳头下方形成隧道。应注意不要延伸水平切口（2）超过膜龈联合，保持角化龈，但获得足够的龈瓣活动度。

缝合： 进行嵌入性移植手术将颊侧的牙槽嵴高度提高2/3（2）。不缝合牙槽嵴切口区域，因为它会被临时修复体桥体的基部挤压（4）。

戴入临时修复体

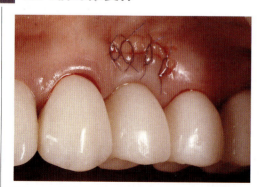

图12e：缝合后戴入临时修复体。桥体周围牙龈有轻微的发白。提示桥体与牙槽嵴区密切接触。

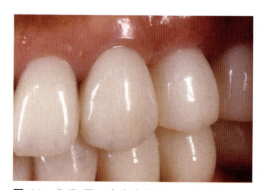

图12f：术后1周。愈合良好。

由于该患者的牙龈有一些水肿，龈缘水平在冠向提高了约1mm，预计会有一些收缩。

术后3个月

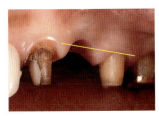

◀术前

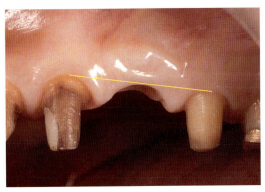

> **‖ 要点 ‖**
>
> 　　牙槽嵴垂直向增量，以获得协调的龈缘水平。只在唇侧增量，不需要在腭侧，因此只计划唇侧增加高度。当供区可获得的结缔组织量有限时，这是一种实用的方法。

图12g：术前、术后龈缘水平的对比明显。龈缘水平得到了平衡和连续的重建。

术后6个月/术后2年

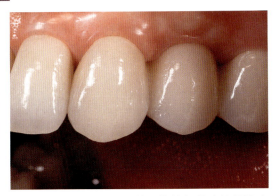

图12h：术后6个月。佩戴最终修复体（修复治疗由Masao Yamazaki医生完成）。

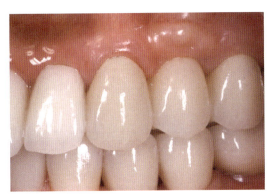

图12i：术后2年。上颌左侧第一前磨牙移植区保持良好，无退缩。

病例评价

　　本病例术前牙槽嵴为凸起-山谷型。如果在此区域种植，则需要硬组织和软组织移植。由于选择常规固定桥，所以本病例仅采用软组织移植治疗。

要求修复医生更长时间地监测移植区域的状况，以保持稳定的龈缘水平。

修复治疗前的牙槽嵴增量术　病例3

■ 术前：凹陷-山丘型

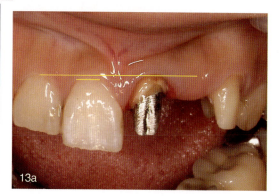 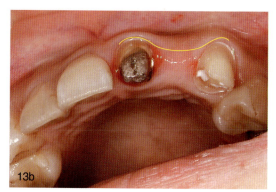

图13a，b： 上颌左侧侧切牙区域的水平向牙龈约有3mm的凹陷。

垂直向牙龈线	3	2	1	1	2	3
与相邻牙齿协调			X			
与对侧同名牙协调			X			
水平向牙龈线	3	2	1	1	2	3
与相邻牙齿协调				X		
与对侧同名牙协调				X		

问题区域标记为X

■ 病例要点

问题

- 上颌左侧侧切牙区有大约3mm的水平向牙龈缺损。
- 凹陷性缺损从牙槽嵴的颊侧区域向根尖方向扩展。
- 上颌右侧中切牙的垂直向龈缘水平位于左侧中切牙冠向。

手术目的和程序

1. 上颌右侧中切牙垂直向龈缘水平向根方复位，上颌左侧侧切牙区域龈缘水平扩增。
2. 在这个病例中，牙槽嵴增量术和牙冠延长术是在相邻区域进行的。上颌左侧侧切牙区牙槽嵴增量术采用信封瓣，上颌右侧中切牙牙冠延长术采用翻瓣法。

手术（2007年10月11日）

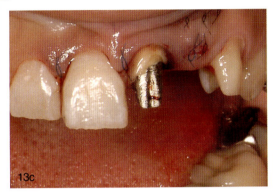
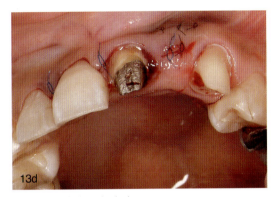

图13 c，d：重建上颌左侧侧切牙区域的水平向牙龈轮廓，实现对称的垂直向牙龈高度。

‖切口·缝合‖

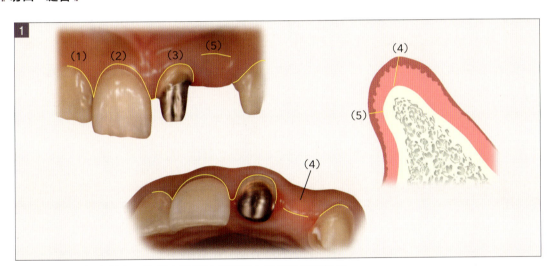

切口：1.从上颌左侧尖牙的远中唇侧轴角至近中腭侧做龈沟切口。

2.从上颌左侧中切牙的腭侧远中轴角至唇近中轴角做龈沟切口。

3.从中切牙间龈乳头至上颌右侧中、侧切牙间龈乳头做牙槽嵴顶切口。

4.如图1所示，从上颌左侧侧切牙唇侧近中至远中做龈沟内切口，然后做水平切口（5）。这个唇侧切口是不连续的，因为牙槽骨的唇侧凹陷形状造成的倒凹区域限制了隧道技术的入路。牙槽嵴顶切口如病例1所示。

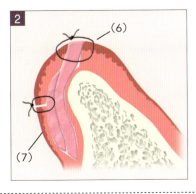

缝合：在本病例中使用了2块移植物。将第一块移植物缝合在牙槽嵴切口区域（6）。如图2所示，然后将比第一块小的第二块移植物植入水平切口区域（7），并缝合。

术后1周/戴入临时修复体

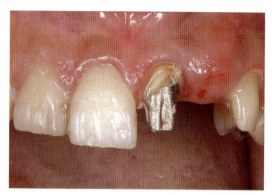

图13e：术后1周。用9-0缝线在上颌左侧侧切牙水平切口区缝合，缝合后观察到愈合良好。

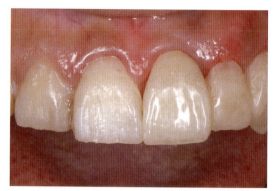

图13f：术后1周。戴入临时修复体。观察到牙龈的快速愈合。

‖ 要点 ‖

由于唇部存在严重的凹陷，采用常规隧道技术很难形成信封瓣。在外形高点处做水平切口，便于形成龈瓣。

术后1年

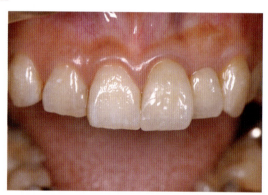

图13g：术后1年。龈缘水平相对稳定。观察到中切牙之间的牙龈扇贝形形态有差异（修复治疗由Masao Yamazaki医生完成）。

病例评价

中切牙的牙龈扇贝形形态在垂直向不对称。在上颌右侧中切牙的冠延长过程中，近中侧的牙龈组织应该被更多地切除。

牙槽嵴增量程序：高级2-修复治疗后

　　牙槽嵴增量术作为一种修复前治疗程序的主要原因是难以预期修复后形态和大小（再吸收）的变化。如果这种手术是能够精确地预知最终的结果，那么根据修复体来指导手术就是可行的。笔者从事显微外科修复超过11年。由于临时修复取得了可预测的结果，因此在最终的修复体佩戴后开始行牙槽嵴增量手术。结果证实了以下几个优点，并在近年来得到了应用。

1. 由于最终修复体的形状清晰，因此可以避免牙槽嵴增量过大。
2. 微创手术是可行的，因为从精确的手术计划中可以准确地估计出最少的结缔组织移植量。
3. 佩戴修复体后行牙槽嵴增量术，可以避免由于临时修复体破损或脱落而导致的牙槽嵴形态改变。
4. 因为手术后等待愈合的等待时间缩短，总治疗时间缩短了。

修复治疗后的牙槽嵴增量术　病例1

■ 术前：凹陷-山丘型

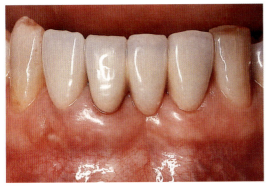

图14a：临时粘接最终修复体。最终修复体是在模型上制作的，手术前在模型上准备牙槽嵴的诊断蜡型。

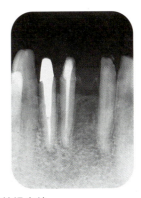

图14b：术前根尖片。

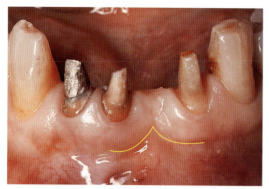

图14c: 没有佩戴修复体的情况。可见牙槽嵴的水平向缺损。缺损类型为凹陷型，膜龈联合位于冠向。

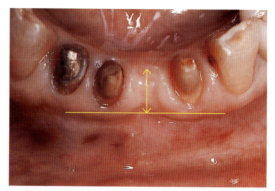

图14d: 缺损的宽度相对较窄，但水平方向较深。

垂直向牙龈线	3	2	1	1	2	3
与相邻牙齿协调						
与对侧同名牙协调						
水平向牙龈线	**3**	**2**	**1**	**1**	**2**	**3**
与相邻牙齿协调				X		
与对侧同名牙协调				X		

问题区域标记为X

病例要点

问题

- 水平向的龈缘水平相对狭窄，但这个缺损是很深的。膜龈联合水平冠向移位。在下颌右侧中切牙区域可见牙根暴露。

手术目的和程序

1. 软组织牙槽嵴增量术改善下颌左侧中切牙区水平向龈缘水平，下颌右侧中切牙根面覆盖术（改善垂直向牙龈水平）。

2. 结缔组织移植术采用2块移植物，以改善下颌左侧中切牙水平缺损和下颌双侧中切牙水平向龈缘水平。

手术（2003年4月7日）

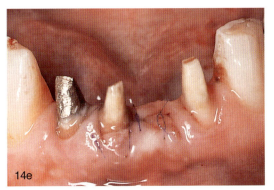

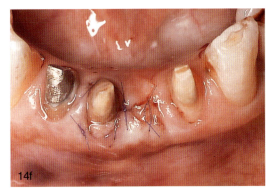

图14e，f： 应用CTG增加下颌左侧中切牙区域牙槽嵴。对下颌右侧中切牙暴露的牙根表面进行根面覆盖程序。

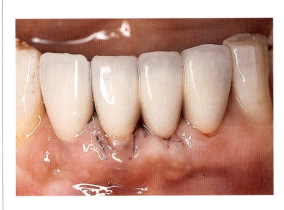

图14g： 缝合后立即临时戴入最终修复体。桥体区应与牙槽嵴密切接触。

‖ 要点 ‖

　　下颌左侧中切牙牙槽嵴的形态取决于桥体是否压迫该区域牙槽嵴（在佩戴修复体时牙龈轻微发白）。根据设计的最终修复体进行手术，形成合适的牙龈结构。

‖切口·缝合‖

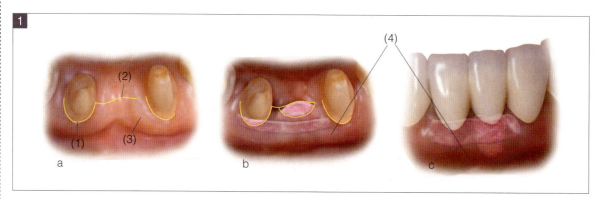

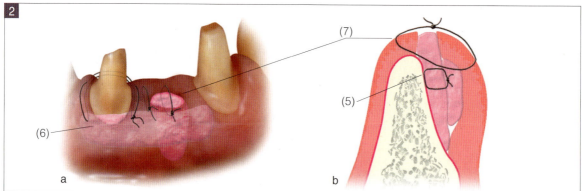

切口： 从下颌右侧中切牙的远中邻面轴角到近中邻面轴角做龈沟内切口，如**图1a**（1）所示。下颌右侧中切牙区牙槽嵴顶切口近中与右侧中切牙龈沟切口相连（2），而切口远端与左侧侧切牙近中龈沟内切口无连接，左侧侧切牙近中龈乳头完整（3）。最后，从侧切牙近中邻面至远中轴角做龈沟内切口。

缝合： 使用2块移植物（结缔组织移植）（4）。采用7-0可吸收线缝合至左侧中切牙缺牙区的骨膜上（5）。然后，用悬吊缝合龈瓣和移植物，以覆盖右侧中切牙（6）。在中切牙之间的牙间乳头区域，通过间断缝合来紧密关闭龈瓣（7）。第二块移植物通过悬吊缝合穿过龈瓣、移植物和舌侧龈瓣，如**图2b**所示。

▇ 术后1周

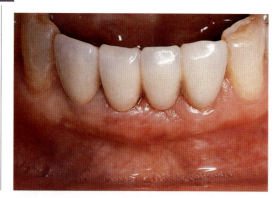

图14h： 术后1周。愈合迅速且良好。

■ 术后10个月

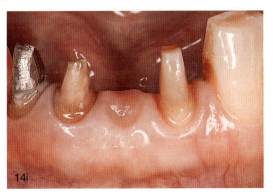

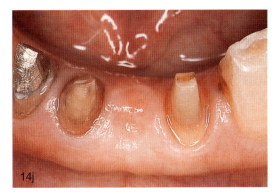

图14i，j：术后10个月的情况。牙龈愈合良好，恢复稳定。将最终修复体粘接固定。

> **‖ 要点 ‖**
>
> 　　手术过程中最重要的方面是重建牙槽嵴，这符合最终修复体桥体的形状。严格按照计划进行谨慎、安全的手术是必不可少的。当戴入最终修复体时，医生通过轻微压迫牙槽嵴发白来检查桥体区域的位置是否合适。

■ 术后2年/术后7年6个月

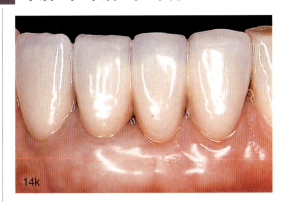

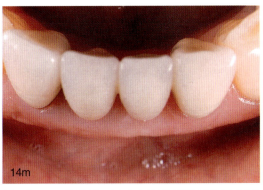

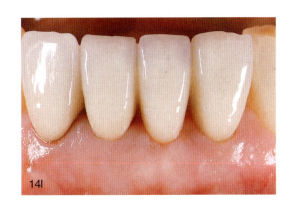

> **病例评价**
>
> 　　本病例证实，通过全面的检查和精准的外科程序，根据最终修复体采用结缔组织移植的方法，进行牙龈重建是可行的。这个病例证明了这种手术方法的可预测性。

图14k~m：术后2年（14k）和术后7年6个月（14l，14m）。观察到桥体周围的牙龈状况稳定。

修复治疗后的牙槽嵴增量术　病例2

■ 术前：凹陷-山丘型

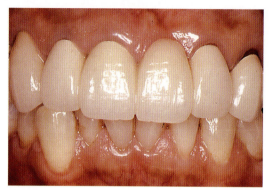

图15a：患者主诉为上颌左侧中切牙舌侧面不适和漏气。由于这些诉求和观察到的其他问题，需要再治疗。

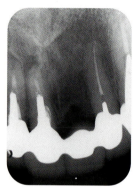

图15b：术前根尖片。

垂直向牙龈线	3	2	1	1	2	3
与相邻牙齿协调						
与对侧同名牙协调	X					X
水平向牙龈线	3	2	1	1	2	3
与相邻牙齿协调				X		
与对侧同名牙协调				X		

问题区域标记为X

■ 病例要点

问题

· 上颌左侧中切牙水平向牙龈宽度不足。

· 患者要求缩短治疗时间。

手术目的和程序

1. 上颌左侧中切牙水平向牙龈增量。

2. 采用信封瓣进行简单软组织牙槽嵴扩大术。由于患者的治疗时间限制，最后决定在戴入最终修复体的同时进行手术。

戴入临时修复体

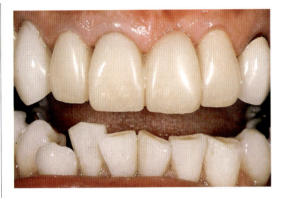

图15c：临时修复体的桥体成形可以解决患者对美观的要求。

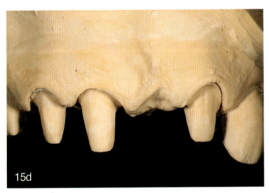

15d

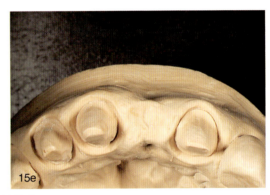

15e

图15d，e：研究模型比口内照片更能精确地显示牙槽嵴缺损的状况。

制作最终修复体

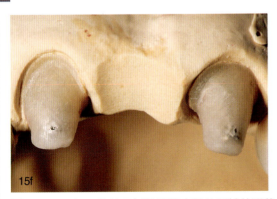

15f

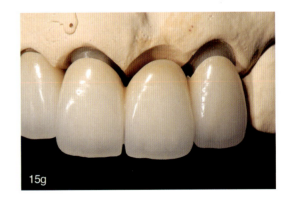

15g

图15f，g：与口腔技工讨论后确定桥体区域的形状。

‖ 要点 ‖

　　卵圆形桥体通常适用于这类前牙病例，但在这种特殊情况下，因为垂直向龈缘水平偏冠向，导致卵圆形桥体很难成形。在对研究模型和诊断蜡型仔细、彻底地检查后，该病例需要采用改良鞍式桥体。

手术（2007年10月25日）

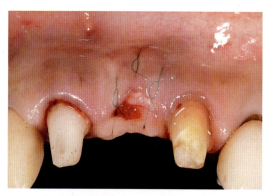

图15h： 使用2块移植物（结缔组织）形成牙槽嵴的轮廓，如图2所示。

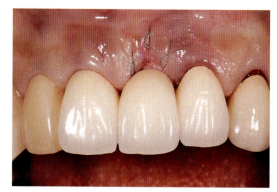

图15i： 缝合后，临时粘接最终修复体。

‖ 切口 · 缝合 ‖

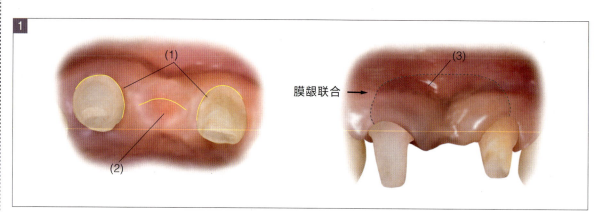

膜龈联合 →

切口： 从上颌右侧中切牙和左侧侧切牙的远中轴角向近中舌侧轴角行龈沟内切口（1）。然后，沿着桥体形状在左侧中切牙区域的牙槽嵴处进行牙槽嵴顶切口（2）。形成信封瓣（3）。

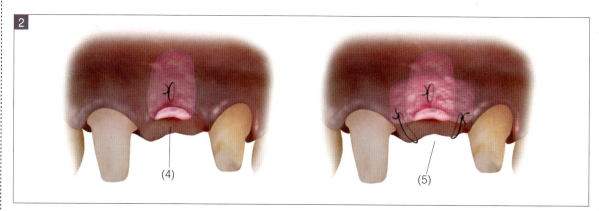

缝合： 在牙槽嵴形状良好成形后，从上腭取出第一块CTG缝合到唇侧龈瓣上（4）。然后，将第二块移植物插入第一个移植物腭侧，并在近中和远中2个位置穿过龈瓣进行缝合（5）。

戴入最终修复体后 3 个月

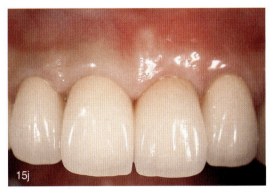
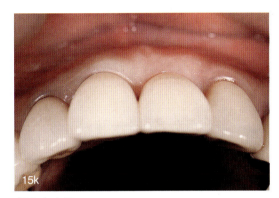

图15j，k：戴入最终修复体后 3 个月。观察到桥体区域周围牙龈愈合良好。

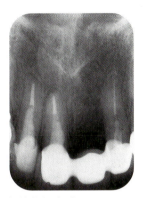

图15l：最终修复体的根尖片。

术后1年6个月

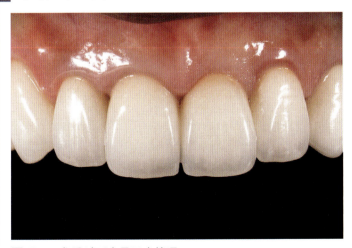

图15m：术后1年6个月口内情况 。

病例评价

　　患者急于治疗的情况很常见。以精心设计的最终修复体为导向进行手术，可以缩短治疗时间。该病例表明，这种修复体优先的方法与传统的手术优先方法一样可获得预期效果。

牙槽嵴增量程序：高级 3-修复治疗后管理

修复完成后，由于各种原因会出现牙龈退缩。它不仅可以在牙齿或种植体周围看到，还可以在桥体周围看到。一般来说这种情况意味着更换新的义齿。如果软组织凹陷较小，则仅需要制作新的修复体。如果范围更广，则需要在更换新修复体之前进行牙槽嵴增量，但这种方法既不会受到患者也不会受到医生的青睐。如果可以单纯通过外科手术来修复缺损，将是最简单的解决方案。在牙周整形手术领域，已经建立了多种具有高度可预测性的根面覆盖技术。笔者将类似的理论应用于桥体区软组织重建，建立了临床可预测的技术。本节将介绍这一理论和技术。

修复治疗后管理的牙槽嵴增量术　病例1

■ 术前：凹陷-山丘型

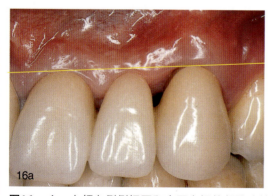 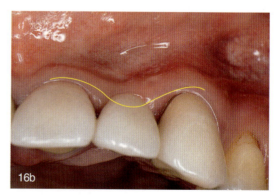

图16a，b：上颌左侧侧切牙和尖牙之间的龈乳头缺损以及尖牙近中的牙龈退缩。咬合面可见上颌侧切牙桥体区牙槽嵴水平缺损，呈凹坑状塌陷。

垂直向牙龈线	1	1	2	3
与相邻牙齿协调性			X	X
与对侧同名牙协调			X	X
水平向牙龈线	1	1	2	3
与相邻牙齿协调			X	
与对侧同名牙协调			X	

*有问题区域标记为 X

病例要点

问题

· 由于上颌左侧侧切牙水平向和垂直向牙龈水平的缺损，尖牙处牙根暴露和侧切牙与尖牙之间的"黑三角"要引起重视。

· 与患者进行沟通后，患者拒绝重新制作从中切牙到尖牙的义齿。

手术目的和程序

1. 进行尖牙根面覆盖程序以及侧切牙和尖牙之间的龈乳头重建，同时改善侧切牙周围的水平向和垂直向牙龈水平。

2. 使用2块CTG进行重建手术，通过制备从中切牙到尖牙的信封瓣，无须移除义齿。

使用研究模型进行术前诊断

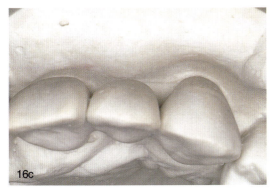

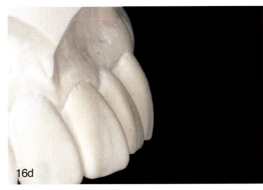

图16c，d：使用研究模型进行的术前诊断。 通过术前诊断蜡型确定需要重建的牙槽嵴和牙间龈乳头的软组织量。

移植物模拟

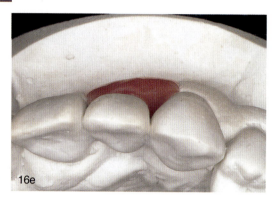

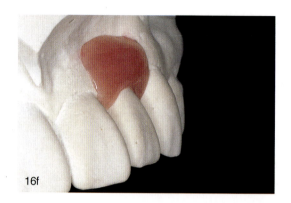

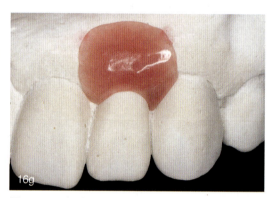

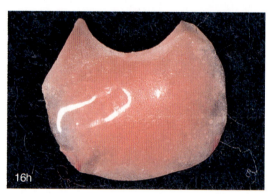

图16e~h：如上所述，要重建的牙槽嵴和牙间龈乳头软组织量是通过术前诊断蜡型确定的。 此图为树脂代替的组织模型。用于模拟牙龈的模型可以由橡胶材料制成。这种术前模拟对于评估所需移植物的数量是非常重要的。

‖ 要点 ‖

　　本病例中，侧切牙唇侧龈瓣的增量因涉及侧切牙和尖牙之间的牙间龈乳头区域，需要垂直向移动。缝合移植物时，通过悬吊缝合固定龈瓣实现冠向复位。水平向切口可以增加角化龈的宽度，以便龈瓣向膜龈联合的冠向移动。将移植物很好地适应现有桥体区即可诱导形成自然的牙龈形状。

手术（2000年5月1日）

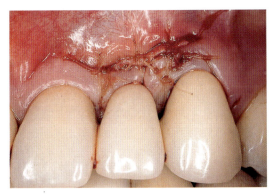

图16i： 缝合后。

‖ 切口·缝合 ‖

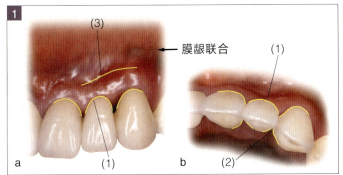

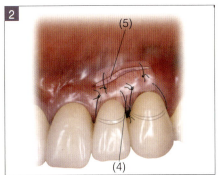

切口： 龈沟切口从上颌左侧中切牙近中到上颌左侧尖牙远中，沿着桥体轮廓进行相同的连续切口，向下到达骨膜（1）。从中切牙腭侧中点到近中龈沟切开并连接至唇侧切口。同样地，如**图1b**所示，到尖牙进行龈沟切开并在侧切牙做相同的切口（2）。然后，在唇侧膜龈联合的冠向做水平切口（3）。

缝合： 将适当修剪的CTG放置在侧切牙和尖牙之间的乳头区域下方，然后缝合在腭侧的牙间乳头区域（4）。同根面覆盖术相同的概念，在中切牙远中到尖牙近中，放置大小相当的CTG，在唇侧悬吊缝合并打结（5）。

术后3周

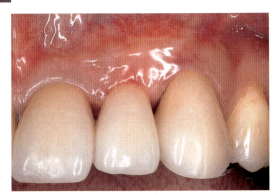

图16j： 术后3周。可见侧切牙牙槽嵴垂直向增量并重建侧切牙和尖牙之间的牙间龈乳头。

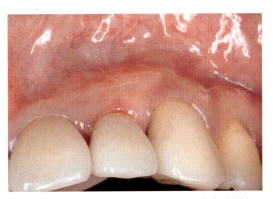

图16k： 术后3周。可见牙槽嵴的水平向宽度增加。

术后2年

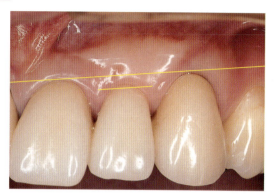

图16l：术后 2 年。侧切牙和尖牙之间的牙间龈乳头被重建，中切牙到尖牙的牙龈颈缘线自然。

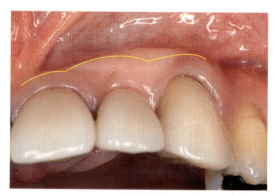

图16m：术后 2 年。侧切牙和尖牙周围的缘龈效果稳定良好。桥体区域看起来比术前更自然。

术后7年

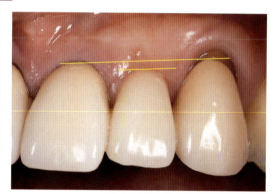

图16n：术后 7 年。移植区保持稳定状态。在非移植区牙龈退缩尤其明显，特别是尖牙周围。

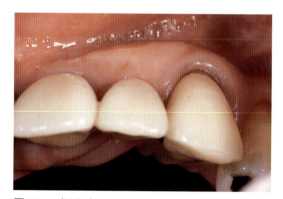

图16o：术后7年。

病例评价

随着时间的推移，可以观察到上颌右侧中切牙与左侧尖牙之间的龈缘线退缩。然而，重建的牙间龈乳头似乎是稳定的。对于这种软组织反应尚无组织学共识。

修复治疗后管理的牙槽嵴增量术　病例2

术前：凹陷-山丘型

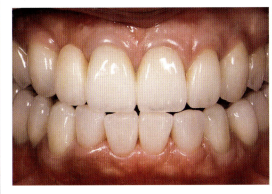

图17a：乍一看没有问题，但患者认为上颌右侧侧切牙周围的牙龈轮廓有缺陷，希望对此区域进行轮廓重建。使用CTG行牙槽嵴增量术。

垂直向牙龈线	3	2	1	1	2	3
与相邻牙齿协调						
与对侧同名牙协调		X				
水平向牙龈线	3	2	1	1	2	3
与相邻牙齿协调		X				
与对侧同名牙协调		X				

*问题区域标记为 X

病例要点

问题

· 水平向龈缘水平不良。

· 患者拒绝修复体的二次处理。

· 垂直向龈缘水平有轻微缺陷（牙槽嵴和桥体之间有轻微间隙）。

手术目的和程序

　　将软组织牙槽嵴增量应用于最终修复体的桥体区域，因需要同时增加垂直向软组织高度和水平向软组织宽度，因此同时进行唇侧牙龈冠向复位和桥体下方嵌入式移植。

手术（2005年10月20日）

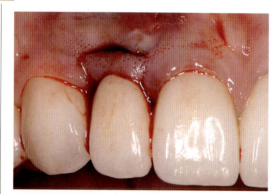

图17b：切口。 进行龈沟切口和膜龈联合冠向的水平切口。

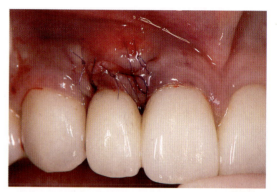

图17c：缝合。 将CTG插入龈瓣内，然后如**图2**所示缝合。此时应达到预期的龈缘水平。

‖切口·缝合‖

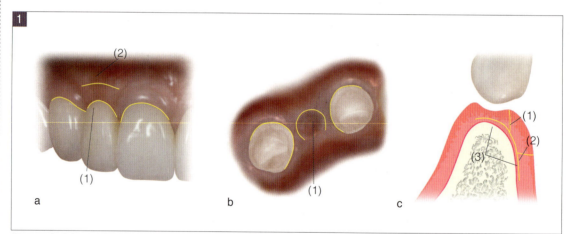

切口：在中切牙到尖牙区域行龈沟内切口，如**图1a、b**所示。 切口沿着侧切牙的桥体轮廓移行，向下到达牙槽骨（1）。 水平切口位于膜龈联合的冠向（2）。 然后，在唇侧形成信封瓣（3）。这种情况下，在桥体基底下方切开并抬高，以便将牙龈向上抬以封闭桥体基底部和牙槽嵴之间的小空间。

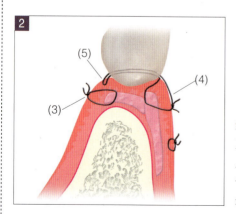

缝合：采用三明治技术将2mm厚的小移植物插入到桥体基底部正下方的牙龈中， 然后将该移植物从腭侧拉拢缝合（3）。 随后使用与根面覆盖术相同的技术在唇侧进行结缔组织移植。 由于移植区没有牙齿（5），因此使用腭侧牙龈作为锚点，通过悬吊缝合（4）对其进行固定。

‖ 要点 ‖

　　在接近桥体底部切口很困难。 在唇侧龈瓣制　　　保持唇瓣向上拉起。

备完成后，从水平切口区域使用显微手术刀片，并

术后6个月

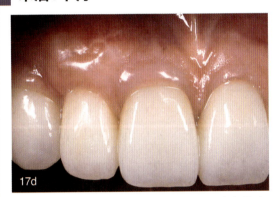 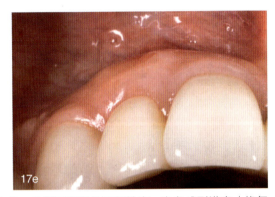

图 17d，e：术后6个月。 水平向和垂直向龈缘水平均得到改善。获得了理想的牙龈轮廓，患者感到满意（修复治疗由Kenji Tsuchiya医生完成）。

术后3年

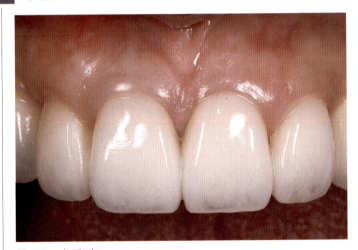

图 17f：术后3年。

病例评价

　　唇侧牙龈轮廓保持良好，桥体基底部和牙槽嵴　　　周围进行可预测软组织增量的临床证据。

之间没有间隙。这是使用CTG在桥体区域（瓷表面）

修复治疗后管理的牙槽嵴增量术　病例3

■ 术前：平齐-山丘型或凹陷-山丘型

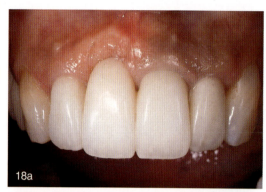

18a

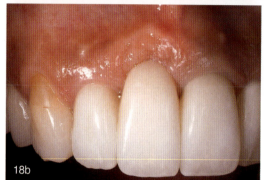

18b

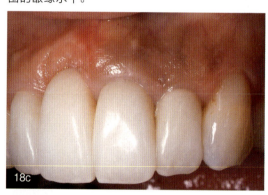

18c

图18a~c： 上颌右侧侧切牙到左侧中切牙的固定修复体。 由于右侧中切牙桥体牙龈退缩，牙龈线的连续性受到破坏。通过结缔组织移植重建桥体周围的龈缘水平。

垂直向牙龈线	3	2	1	1	2	3
与相邻牙齿协调			X			
与对侧同名牙协调			X			
水平向牙龈线	3	2	1	1	2	3
与相邻牙齿协调			X			
与对侧同名牙协调			X			

问题区域标记为X

■ 病例要点

问题

· 右侧中切牙桥体区域的水平向软组织缺损。

· 右侧中切牙的桥体比左侧中切牙长。

手术目的和程序

　改善右侧中切牙桥体水平向和垂直向牙龈水平，实现中切牙牙冠形状对称。 使用与根面覆盖程序相同的技术，用CTG在右侧中切牙的桥体表面重建牙龈水平。

手术（2007年4月16日）

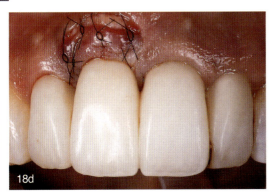
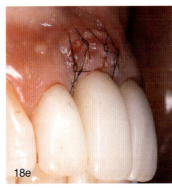

图18d：缝合时水平向龈缘线应正确对齐。作者通常不会过度矫正。

图18e：垂直向牙龈水平根据左侧中切牙进行对齐。

‖ 切口·缝合 ‖

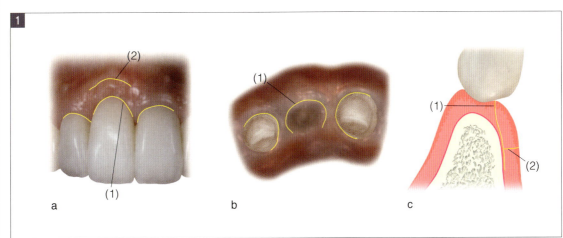

切口：与P105 ~ 107情况几乎相同的切口应用于该病例。 从上颌右侧侧切牙和左侧中切牙的远中唇侧到腭侧近中行龈沟内切口（**图1a, b**）。 沿右侧中切牙桥体轮廓制作与龈沟切口相似的切口（1）。 然后，在唇侧（2）做水平切口，形成信封瓣。 在这种情况下，由于桥体基部和牙槽嵴之间紧密接触，手术的目标是对唇侧龈缘水平进行冠向复位并增量。

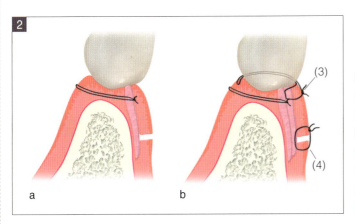

缝合：由于腭部供区部位的结缔组织厚度仅约为2mm，因此增加了2块CTG。第一块移植物放置在右侧中切牙的唇侧，缝合在右侧中切牙和2颗中切牙之间的龈乳头区域，如**图2a**所示。使用可吸收的单丝线（7-0），用悬吊缝合（3）打结固定第二块移植物，然后在水平切口区域缝合。

■ 术后3个月

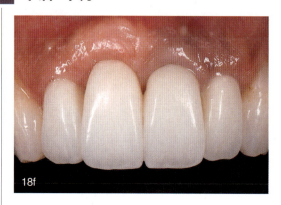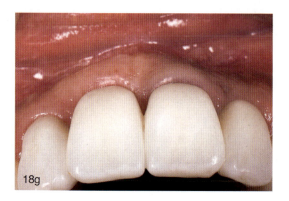

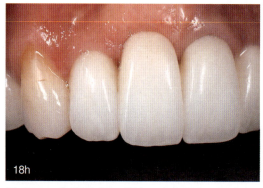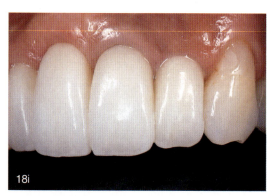

图18f~i：术后3个月。重建了在水平向及垂直向龈缘水平协调、连续的牙龈线（修复治疗由Masayuki Okawa医生完成）。

病例评价

　　桥体区覆盖手术是通过使用厚移植物在唇侧形成厚角化龈来实现的，如本病例所示。

牙间龈乳头重建程序的概念

牙间龈乳头重建的成功取决于结缔组织的安全移植，以增加龈乳头区软组织的体积。维持足够的血液供应和最大限度地减少死腔对于手术成功尤为重要。

最小的切口和不中断血液供应也是必不可少的，修剪CTG保证其足够平滑，使其大小和表面与受体部位匹配也很重要。

牙间龈乳头重建程序　病例1

术前

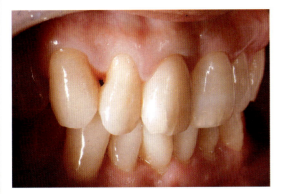

图19a：术前侧面观。

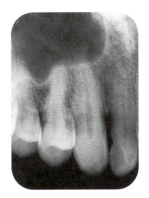

图19b：术前根尖片。

垂直向牙龈线	3	2	1	1	2	3
与相邻牙齿协调	X	X				
与对侧同名牙协调	X	X				

问题区域标记为X

病例要点

问题

· 由于牙龈组织高度降低，上颌右侧尖牙和侧切牙之间出现"黑三角"。
· 右侧侧切牙有约1mm的牙根暴露。

手术目的和程序

上颌右侧尖牙与侧切牙之间的牙间龈乳头重建程序，通过结缔组织移植来增加龈乳头高度并加厚唇侧牙龈以增加抵抗力。

手术（2008年6月22日）

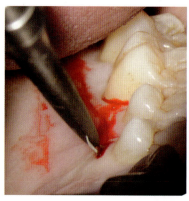

图19c：第一切口：第一切口在腭侧垂直切开。

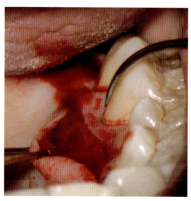

图19d：第二切口：切开腭侧牙龈，保持1.5mm厚度。

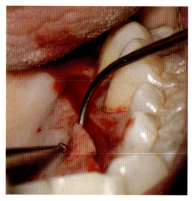

图19e：第三切口：在第二切口的腭侧做第三切口，以获取2mm厚的结缔组织移植。

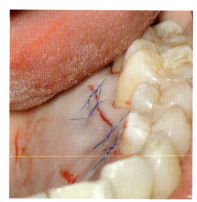

图19f：缝合后。

在受区形成龈瓣

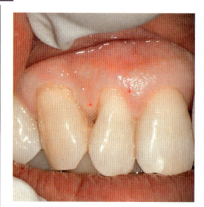

图19g：局部麻醉后。

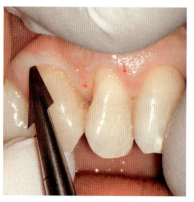

图19h：从右侧上颌尖牙的远中切开龈沟。

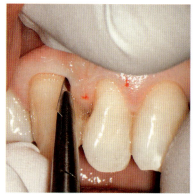

图19i：尖牙近中行龈沟切口。切口在刀片所能到达的范围内尽可能向腭侧延伸。

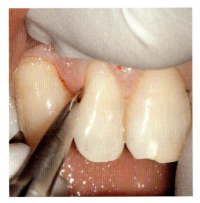

图19j：上颌右侧侧切牙远中切口。由于牙颈部软组织缺损，必须注意刀片的方向。

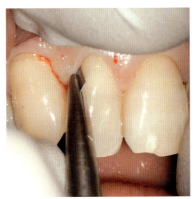

图19k：龈沟切口至侧切牙的近中面。

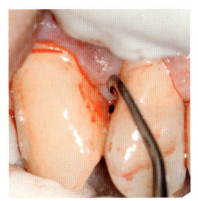

图19l：小心地抬起龈乳头区域的骨膜，不要对该区域施加压力。在唇侧膜龈联合冠向行水平切口。

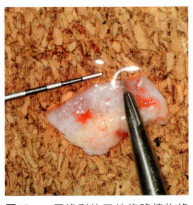

图19m：用锋利的刀片将移植物修剪成所需的形状。

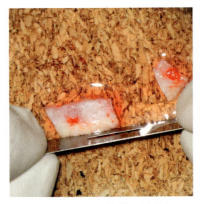

图19n：使用剃刀形状的刀片行切口。

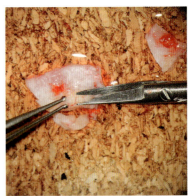

图19o：详细修剪。使用剪刀尽可能去除脂肪组织。

缝合

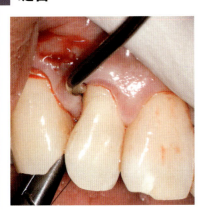

图19p：使用2块结缔组织进行移植。第一块移植物缝合在龈乳头正下方。这张图片显示缝针从腭侧龈乳头穿入，从侧切牙的远中拉出。

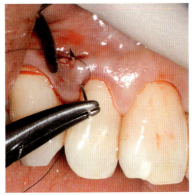

图19q：将拉出的缝针穿入水平切口区域。

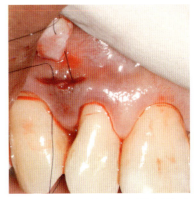

图19r：将缝针穿过龈瓣外侧的移植物。

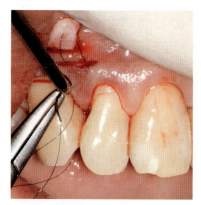

图19s： 缝针从龈瓣下方穿过，从腭侧龈乳头穿出。

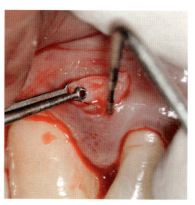

图19t： 移植物插入龈乳头下方。

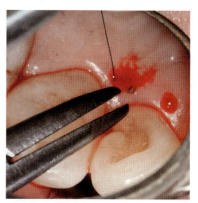

图19u： 从腭侧拉拢缝线以确定移植物的位置。

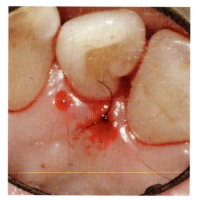

图19v： 通过在腭侧缝合打结，将移植物固定在牙面龈乳头下方。

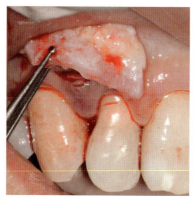

图19w： 核对唇侧第二块移植物的大小。

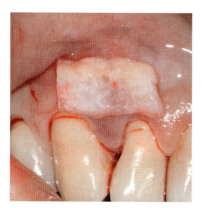

图19x： 修剪后再次确认移植物的大小。重新修剪使之完全符合受区所需。

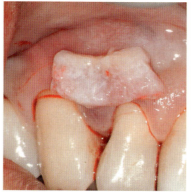

图19y： 正确修剪移植物。

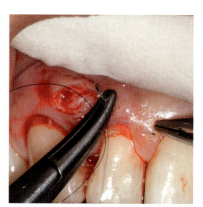

图19z： 将移植物植入唇侧龈瓣内并缝合。首先在近中缝合移植物，通过缝合龈瓣与侧切牙近中的移植物将其固定。

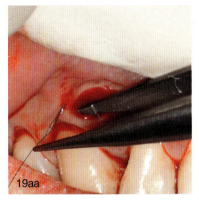
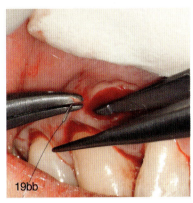
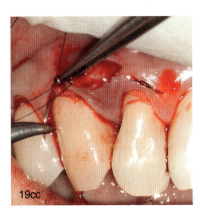

图19aa~cc：接下来缝合远中。与近中缝合一样，一同缝合远中龈瓣及CTG。

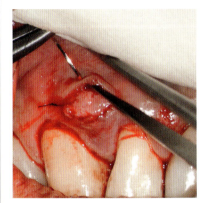
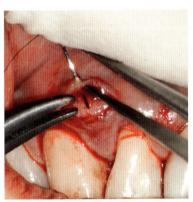
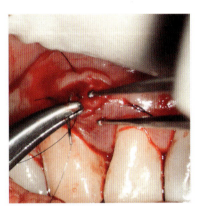

图19dd：移植物在近中和远中均稳定。

图19ee：缝针穿过龈瓣根方。

图19ff：缝针穿过插入的移植物。

‖ **要点** ‖

　　该技术的目的是增厚唇侧牙龈并抬高龈乳头。因此，龈瓣的制备非常重要。形成合适的龈瓣是容纳移植物的必要条件。龈瓣的根方区域尤其重要。如果该区域被过度切开，移植物往往会滑向根方而不是在冠向支撑组织瓣，必须通过悬吊缝合予以固定。

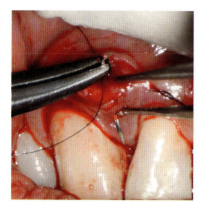

图19gg：将缝针穿入唇侧龈瓣。

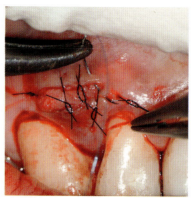

图19hh：随后进行相同的缝合。

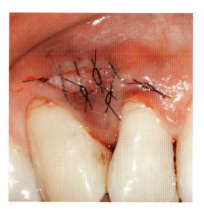

图19ii：缝合后，观察到龈乳头重新冠向复位。

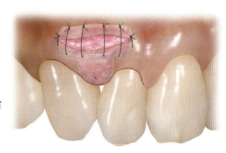

在唇侧龈乳头正下方缝合固定移植物。

术后 3 个月

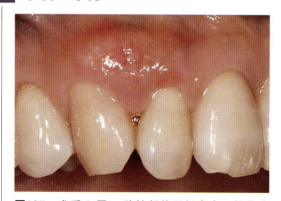

图19jj：术后 2 周。移植部位已经愈合，龈乳头区域通过冠向复位，侧切牙远中和尖牙近中侧的龈缘水平在冠向移位。

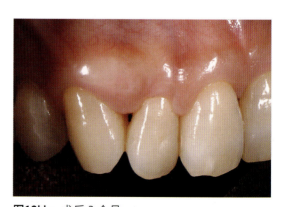

图19kk：术后 3 个月。

病例评价

　　此手术并未完全消除"黑三角"。然而，在　　龈弧度方面获得显著改善。
龈乳头高度、尖牙和侧切牙区域的龈缘水平以及牙

牙间龈乳头重建程序　病例2

■ 术前

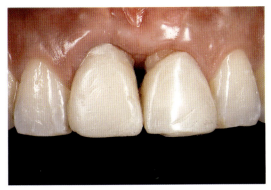

图20a：可见中切牙垂直向龈缘水平不协调和"黑三角"。

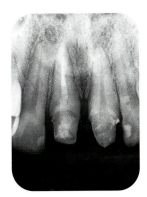

图20b：双侧中切牙周围有轻微的水平向骨吸收。

垂直向牙龈线	3	2	1	1	2	3
与相邻牙齿协调			X	X		
与对侧同名牙协调			X	X		

问题区域标记为X

■ 病例要点

问题

· 由于中切牙的垂直向龈缘水平中度退缩而形成"黑三角"。

· 患者担心牙中线与面中线不一致。

手术目的和程序

　计划进行正畸治疗以矫正中线。在正畸治疗前通过将结缔组织移植到中切牙区域完成牙间龈乳头重建程序。

■ 正畸治疗研究模型

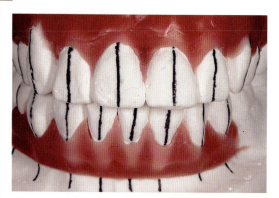

图20c：正畸治疗研究模型（正畸医生：Toru Hoshino 医生）。模型是在手术之前制作的。

■ 手术（2004年1月29日）

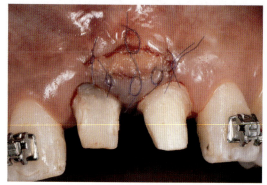

图20d：缝合。使用2块移植物。第一块移植物位于龈乳头下方，第二块移植物位于唇侧。

‖ **切口・缝合** ‖

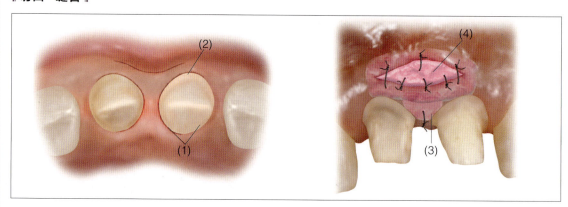

切口：从双侧中切牙的唇侧远中轴角到腭侧远中行龈沟内切口（1）。在唇侧角化龈处做水平切口（2）。

缝合：修剪腭部获取的CTG。第一块移植物被拉向腭侧并缝合（3）。修剪第二块移植物使之符合唇侧龈瓣大小并缝合，上抬龈乳头（4）。

正畸治疗

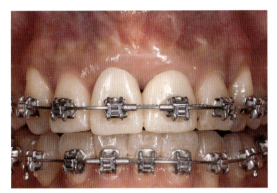

图20e: 在软组织恢复后，开始中切牙的正畸治疗。

戴入最终修复体

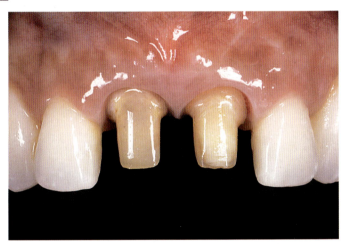

图20f： 戴入最终修复体之前的软组织状况。

病例评价

通过与 Masayuki Okawa 医生（Daikanyama牙科诊所）的跨学科合作，该病例获得了令人满意的效果。通过手术方法、正畸方法和修复方法治疗了"黑三角"问题。一般来说需要结合以上方法才能取得成功的结果，单独使用1种方法解决问题的情况很少见。

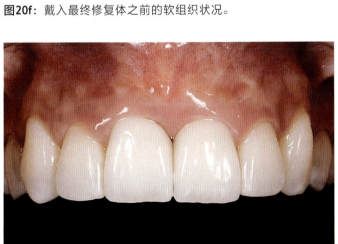

图20g： 戴入最终修复体（修复治疗由 Masayuki Okawa 医生完成）。

4

临床方法：种植体

Clinical approach : Implant

种植体周围软组织的管理

临床医生需要考虑进行良好的种植体周围软硬组织管理，以确保种植体的长期稳定性。因此，问题是如何正确管理种植体周围的软硬组织。下面将重点研究软组织。

种植体周围软组织的作用可以大致分为功能性和美学性。增强功能意味着确保获得不可移动的角化黏膜。过去的普遍共识是获得种植体周围不可移动的角

化黏膜不是必须的。但这种观点已经改变了，获得不可移动的角化黏膜现在被认为是必不可少的。

那么，应该使用什么技术获得不可移动的角化黏膜呢？笔者使用了CTG。在CTG程序中，上皮处理是在考虑美观因素的情况下确定的。此外，CTG可根据其目的分为预防性程序和恢复性程序。本部分内容将分享按目标分组的不同病例。

种植体周围软组织退缩的治疗

种植体周围软组织退缩是美学种植治疗中的一个严重问题，也是许多种植患者痛苦的原因。一般有3种类型的方法来解决种植体周围软组织退缩问题：

1.让种植体休眠，重新治疗；

2.取出种植体，重新治疗；

3.重新制作种植体基台，重新治疗。

然而，对于选择合适的选项没有明确的临床标准。接下来将讲解分类方法，并将其作为重建的基础。

种植体周围软组织退缩的分级

I级：仅限于上部结构（包括基台）组件

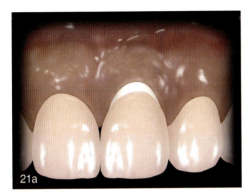 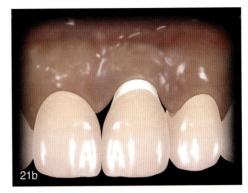

图21a：不包括邻近组织的退缩。 图21b：包括邻近组织的退缩。

II级：超过种植体平台和上部结构边界以外的退缩

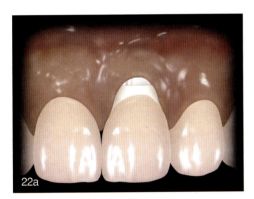 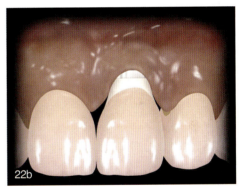

图22a：不包括邻近组织的退缩。 图22b：包括邻近组织的退缩。

III级：骨结合表面暴露，暴露本应位于骨内的组件(种植体暴露于骨水平为III级）

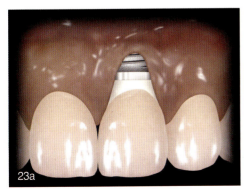 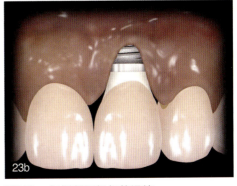

图23a：不包括邻近组织的退缩。 图23b：包括邻近组织的退缩。

种植体问题的治疗原理

最近，各种种植治疗的问题已经显现。造成这些问题的原因多种多样。防止这些问题发生很重要，但问题一旦发生，应该知道如何尽快有效地治疗。本部分内容将介绍在笔者诊所治疗的3个种植问题病例，以回顾如何处理这些问题。

一般来说，种植体治疗完成后牙龈退缩的3种管理技术可以解释如下：

1.让种植体休眠，重新治疗；

2.取出种植体，重新治疗；

3.重新制作种植体基台，重新治疗。

可能大多数患者接受的治疗是第3种。通常，患者希望保留种植体并使用它。如果需要重新植入种植体来解决问题，种植的情况可能比第一次更糟，患者的治疗负担可能会变得非常重。因此，笔者认为，对这类问题最好的处理方法应该是改变基台形态并进行软组织增量。

种植体问题的治疗　病例1

■ 术前

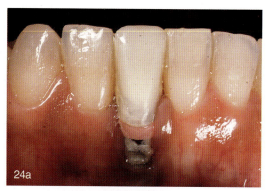 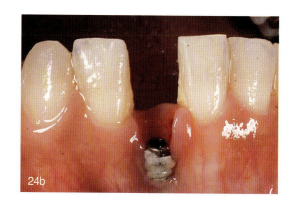

图24a，b：术前下颌前牙唇侧观。

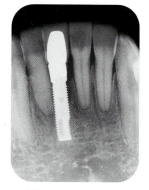

图24c：术前下颌前牙X线片。

垂直向牙龈线	#27	#26	#25	#24	#23	#22
与相邻牙齿协调				X		
与对侧同名牙协调				X		
水平向牙龈线	**#27**	**#26**	**#25**	**#24**	**#23**	**#22**
与相邻牙齿协调				—		
与对侧同名牙协调						

问题区域标记为X

IIIb级

病例要点

问题
· #24种植体周围存在垂直牙龈线偏差。
· 有种植体螺纹外露。
· 种植体植入太偏颊侧。

手术目的和程序
用结缔组织移植在种植体周围构建角化组织。

手术（2010年5月1日）

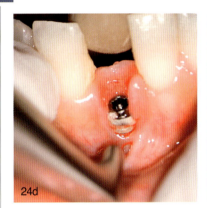
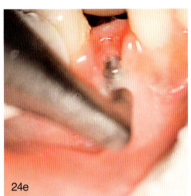
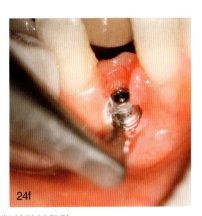

图24d ~ f： 去除基台后，用喷砂机对暴露的种植体表面进行清创。粉末是氨基酸甘氨酸。

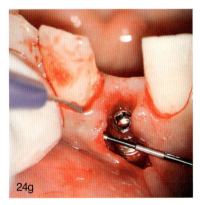
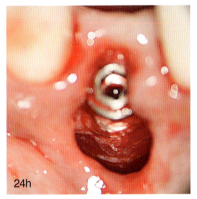

图24g，h： 完成暴露的种植体表面清创术后，用相同的根面覆盖程序进行信封瓣的制备。

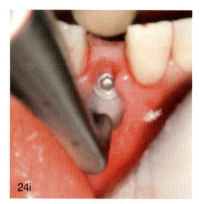
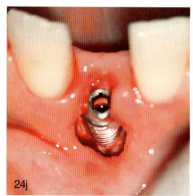
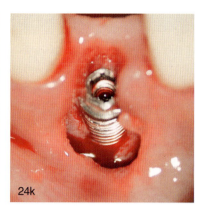

图24i~k：打开信封瓣后，用喷砂机进行向根尖方向暴露的种植体表面清创。

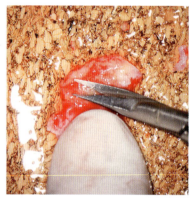
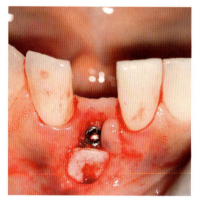

图24l：修剪CTG。

图24m：尝试放置修剪后的CTG。

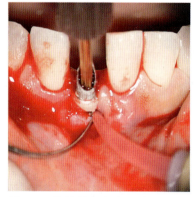
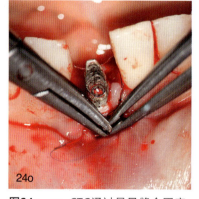
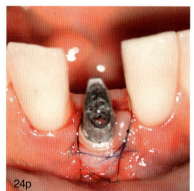

图24n：将结缔组织插入信封瓣下方后，应重新插入基台。

图24o，p：CTG通过悬吊缝合固定。

> **┃ 要点 ┃**
>
> 种植体周清创术通过2次使用喷砂机。首先，清洁暴露的有菌斑堆积的螺纹区域，然后翻瓣，将较深的种植体体部进行清创。这项技术使临床医生可以轻松地使用电动喷砂机接近位点，并且可以在侵入性手术前清洁炎症区域。

术后

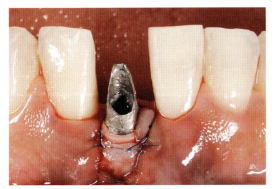

图24q：使用缝合技术将垂直向龈缘水平调整为理想的最终修复龈缘水平。

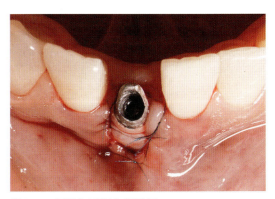

图24r：水平向牙龈变得更厚。

术后3个月

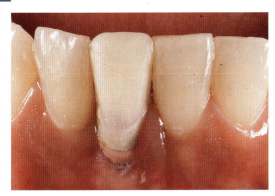

图24s：术后3个月。软组织增量已按计划成功实现。

术后8年6个月

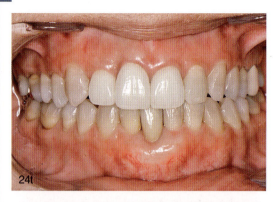

24t

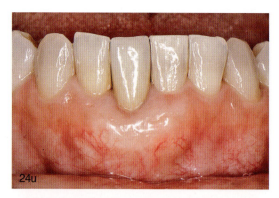

24u

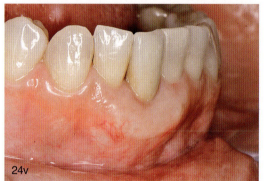

24v

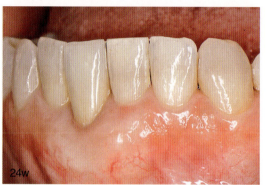

24w

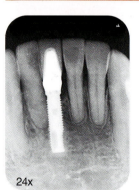

24x

图24t~x：术后8年6个月。

病例评价

　　本病例由于颊侧组织退缩和角化组织丧失引起的轻微种植体周围炎。这类病例的主要问题是暴露的种植体表面是否可以进行彻底清创。如果可以进行彻底清创，就有可能通过结缔组织移植重建角化组织。此外，角化组织一旦形成，下一步可以重建种植体周围的骨。到目前为止，对于种植体问题的处理还没有达成共识。然而，如果不重建种植体周围的软组织，就无法取得成功。

种植体问题的治疗　病例2

术前

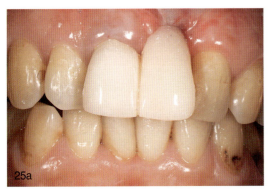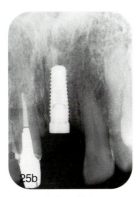

图25a，b：术前唇侧观和X线片。该种植体于2007年1月在另一家牙科诊所植入。

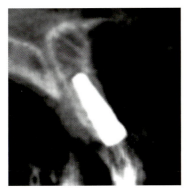

图25c：术前CT扫描。

拆除临时修复体

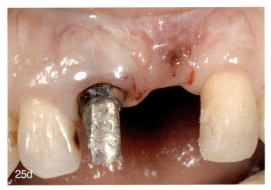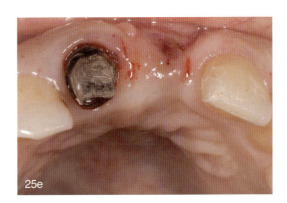

图25d，e：拆除临时修复体后的颊侧观和咬合面观。

垂直向牙龈线	#6	#7	#8	#9	#10	#11	
与相邻牙齿协调				X			
与对侧同名牙协调				X			
水平向牙龈线	#6	#7	#8	#9	#10	#11	
与相邻牙齿协调				X			
与对侧同名牙协调				X			

IIIb级

问题区域标记为X

病例要点

问题
· #9种植临时修复体存在垂直向和水平向组织水平差异。
· #9 膜龈联合线已经发生冠向移位。CT扫描显示种植体颊侧倾斜。

手术目的和技术
1. 由于手术部位需要颊侧角化组织和#9、#10龈乳头垂直高度，因此已进行了2次结缔组织移植。
2. 采用不可吸收膜的引导骨再生（GBR）技术进行硬组织增量。

手术：GBR（2008年11月19日）

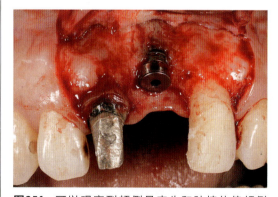

图25f：可以观察到颊侧骨丧失和种植体偏颊侧植入。

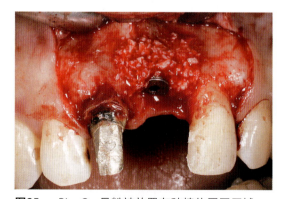

图25g：Bio-Oss骨粉被放置在种植体周围区域。

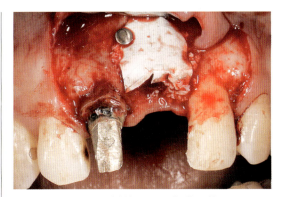

图25h：Bio-Oss骨粉被不可吸收膜覆盖。

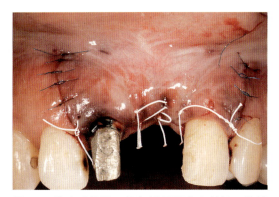

图25i：缝合后视图。组织瓣需要完全关闭。缝线为8-0，Gore-tex缝线为6-0。

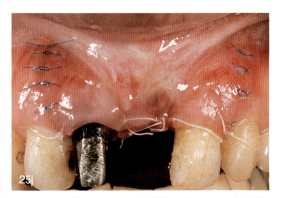

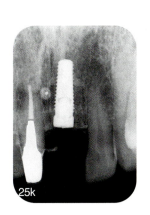

图25j，k：缝合后1周，拆线前口内照。愈合效果良好。

手术：结缔组织移植（2009年4月15日）

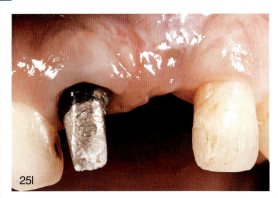

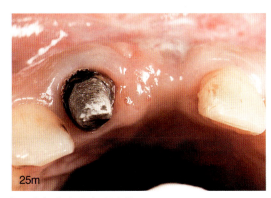

图25l，m：GBR手术后4个月。垂直向龈缘水平没有改变，但水平向龈缘水平有所改善。

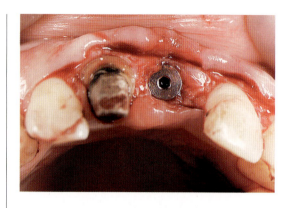

图25n： 不可吸收膜移除后的视图。在种植体颊侧区域可以看到新形成的组织。

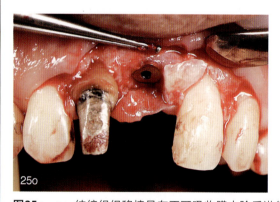

图25o，p： 结缔组织移植是在不可吸收膜去除后进行的。将获取的结缔组织缝合在#9、#10龈乳头下。

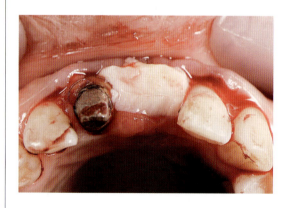

图25q： 从颊侧将第二块结缔组织覆盖牙槽嵴并缝合。

‖ **要点** ‖

　　应用于该病例的技术是结缔组织外置法移植。该手术的要点是用缝线固定所获取的结缔组织，在缝合过程中，组织瓣应具有释放切口，以免缝线撕裂组织瓣。

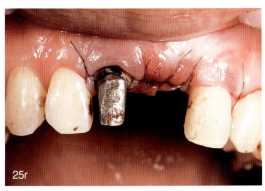 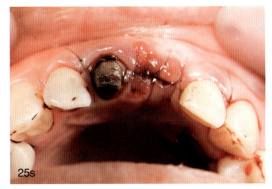

图25r，s：组织瓣行松弛切口，并将这些瓣紧密缝合（使用7-0缝线）。

‖ **要点** ‖

缝针穿过颊侧龈瓣，穿过第二片移植物组织，然后穿过腭侧牙龈，将2片组织瓣行间断缝合。重要的是在瓣上行松弛切口，不要产生太大的张力。

手术：龈乳头重建手术（2009年7月8日）

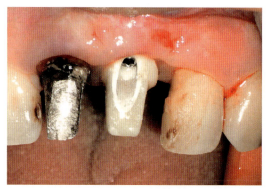

图25t：术前口内照片。临时基台已经戴入。然而，龈乳头高度在#9、#10之间是不够的，因此需要进行龈乳头重建手术。

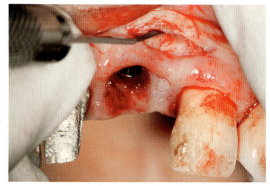

图25u：切口：水平切口位于#9、#10邻间根尖区域。切口从远颊线角区域到腭部、从近颊线角到远颊线角，距离游离龈尖端2mm深。这项技术的目的是创造一种使龈乳头可以移动的信封瓣。

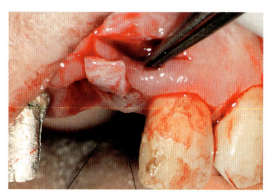

图25v：缝合CTG。使用2片CTG。第一块结缔组织放置在龈乳头下方并缝合。

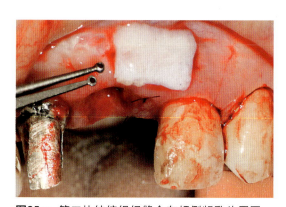

图25w：第二块结缔组织缝合在颊侧龈乳头周围。

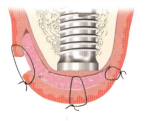

由于用1块CTG很难复制合适的牙龈形态，因此该手术使用了2块CTG。这个手术的要点是在制作水平切口后创建根尖瓣的技术。根尖瓣应在切口不太深的情况下制作，以便与瓣下的颊侧移植物完全匹配。这种技术可以使移植物稳定并向冠向推进。

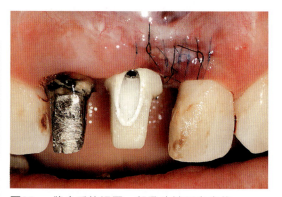

图25x：缝合后的视图。龈乳头被冠向定位。

术后/戴入临时修复体

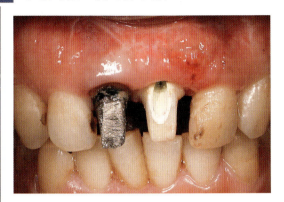

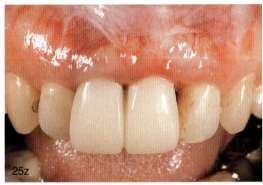

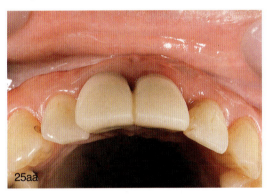

图25y：拆线。

图25z，aa：戴入临时修复体。为了与种植体周围的软组织协调，临时修复体进行了几次形态调整。

戴入最终修复体

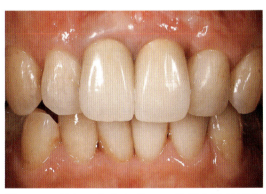

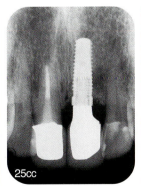

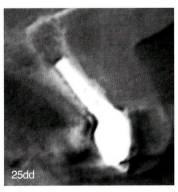

图25bb：戴入最终修复体，已获得和谐的牙龈水平。

图25cc，dd：种植体周围的硬组织状况良好。

■ 术后12年

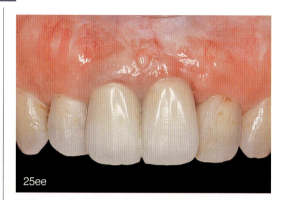

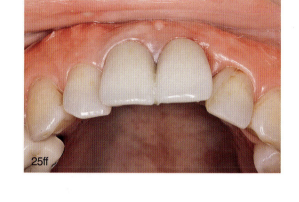

图25ee，ff： 术后12年的唇侧和咬合面观。

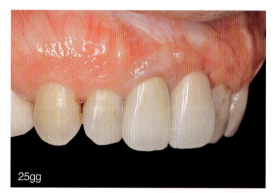

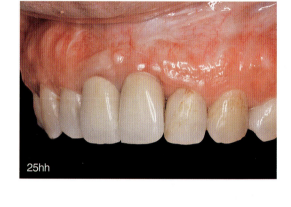

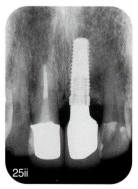

图25gg ~ ii： 术后12年左侧、右侧侧面观。

病例评价

　　在另一家牙科诊所进行种植治疗期间，患者转到我们诊所就诊。这是一个极具挑战性的案例。软组织非常薄且肿胀，因此软组织增量非常困难且具有挑战性。这种不利条件在术前已得到充分考虑，因此选择GBR技术作为手术方法。这种薄而肿软组织的术后结果是不可预期的，因此强烈建议将硬组织增量作为一种治疗选择。

种植体问题的治疗　病例3

术前

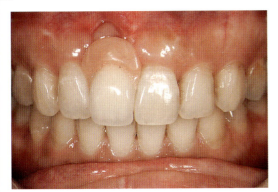

图26a：患者的主诉抱怨牙龈瓷的修复。

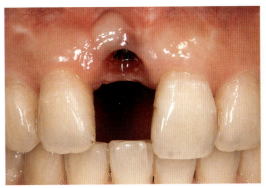

图26b：去除修复体后的口内照。可以见到显著的组织丧失。

垂直向牙龈线	#6	#7	#8	#9	#10	#11
与相邻牙齿协调			X			
与对侧同名牙协调			X			
水平向牙龈线	**#6**	**#7**	**#8**	**#9**	**#10**	**#11**
与相邻牙齿协调			X			
与对侧同名牙协调			X			

Ib级

问题区域标记为X

病例要点

问题

- #8种植体周围组织有垂直向和水平向组织丧失。
- 近远中龈乳头已经向根方退缩。

手术目的和技术

1. #8的垂直向和水平向将通过结缔组织进行组织增量，以与#9组织水平协调。
2. 手术将进行2次。在第一次手术中，将结缔组织置于颊部来增加组织厚度。在第二次手术中，增加的组织将向冠向移位。

戴入临时修复体

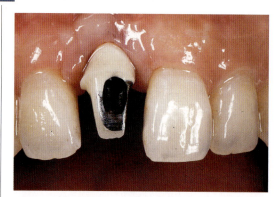

图26c：与#9垂直向龈缘水平相比，基台完成线应向冠向移动1mm。

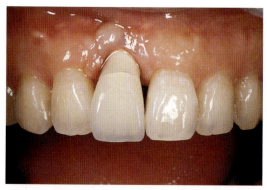

图26d：戴入临时基台和牙冠。临时基台由热固化树脂制成。

第一次手术（2004年7月29日）

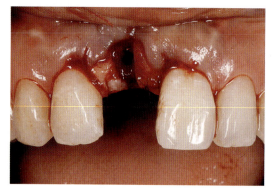

图26e：从#6的近中向#7的远中制备半厚瓣。

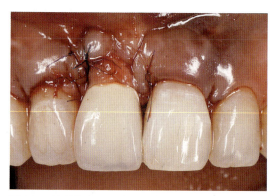

图26f：结缔组织置于颊侧并缝合固定。龈乳头采用间断缝合。

‖ 要点 ‖

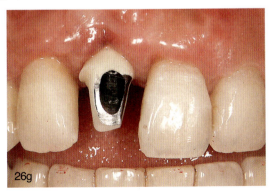

横截面

　　龈乳头周围的切口应该薄而浅，然后制备半厚瓣。龈乳头上的软组织应该保持足够厚度，结缔组织应该缝合在这个区域（1）。 然后，大的结缔组织块（宽度可覆盖从#7近中到#9远中）应放置在基台完成线的边缘，并进行缝合（2）。缝线应为可吸收缝合线。结缔组织应放置在组织瓣的下方并缝合（3）。

第一次手术后1个月

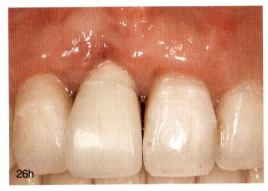

26g

26h

图26g，h：垂直向牙龈高度不足，但水平向牙龈体积已足够。第一次手术的目标已经实现。

第二次手术（2004年12月2日）

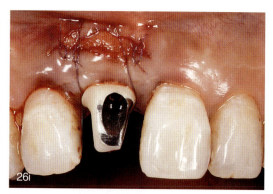 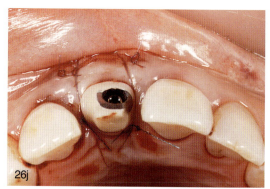

图26i，j： 由于水平向牙龈组织体积足够，应进行该组织的冠向复位程序。瓣设计应为#7远中角至#9近中角的环形切口。移除#8种植体基台，采用从腭侧近中到远中的圆形切口。此外，为了使瓣顺利松解，还增加了水平切口。

‖ **要点** ‖

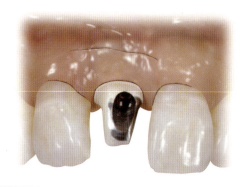 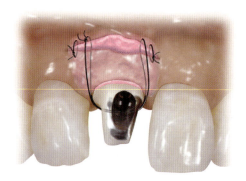

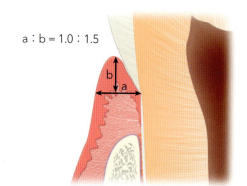 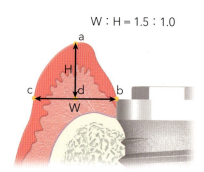

　　Wennstrom研究了种植体周围软组织宽度（a）和高度（b）的关系。Nozawa也做了类似的研究。结果表明，种植体周围颊侧组织的宽度（W）与高度（H）之比为1.5∶1.0。然而，这一比例可能因人而异。这个比例的重要之处在于，如果需要增加组织高度，就需要同时增加组织宽度。因此，在这种情况下，如果需要增加组织的高度，则要考虑大幅增加组织宽度。

第二次手术后3个月

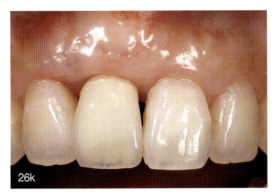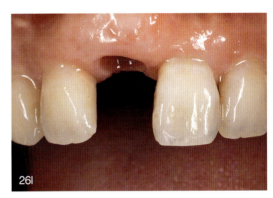

图26k，l：已经实现了水平向和垂直向组织重建。然而，#8和#9之间有"黑三角"，需要通过修复体进行矫正。

戴入最终修复体/最终修复10年后

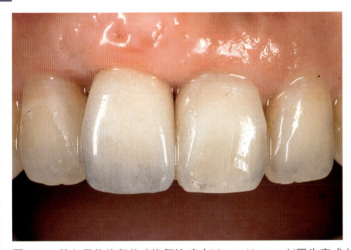

图26m：戴入最终修复体（修复治疗由Masao Yamazaki医生完成）。

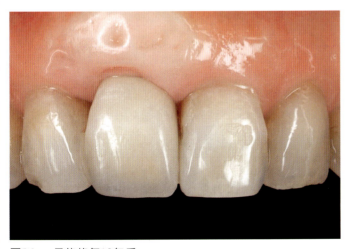

图26n：最终修复10年后。

病例评价

　　一旦种植体周围的软组织出现退缩，应在种植体基台周围进行软组织增量。由于血液供应有限，种植体基台周围的结缔组织增量可能非常具有挑战性。因此，计划分阶段手术是正确的决定，厚组织冠向推进也是合情合理的。笔者认为这是一个很好的临床证据，证明厚角化组织具有很高的抵抗力，因此可以在种植体周增量中获得更好的结果。

种植体周围软组织增量的原理

关于种植体周围的整形手术，有软组织手术和硬组织手术。本书只描述软组织管理。种植体周围有几种软组织管理程序，如获得角化组织、龈乳头成形、牙龈线平整或美学区利用修复进行牙龈塑形。这与自然牙整形手术没有区别。如今，患者对种植手术的美学要求越来越高。因此，牙周显微外科的基本程序可以应用于种植体周围组织，对患者非常有益。

种植体周围软组织增量

■ 术前

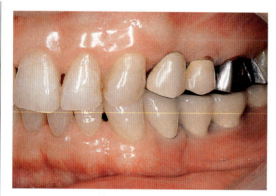

图27a：左颊侧术前视图。磨牙区域咬合面不均匀，咬合不稳定。

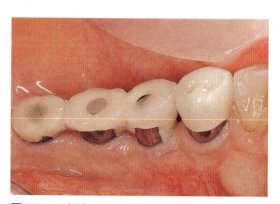

图27b：下颌左后舌侧观。#18，#19，#20具有螺丝固位的种植体支持式固定局部义齿。

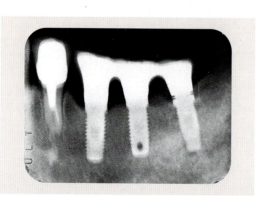

图27c：下颌左侧后牙术前X线片。可见#18修复体就位不良。

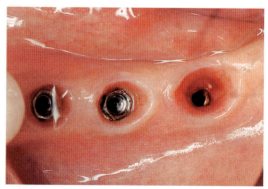

图27d：拆除基台后的术前视图。#18龈缘有炎症。

垂直向牙龈线	#22	#21	#20	#19	#18
与相邻牙齿协调			X		
与对侧同名牙协调			X	X	X
水平向牙龈线	#22	#21	#20	#19	#18
与相邻牙齿协调			X		
与对侧同名牙协调			X	X	X

问题区域标记为X

病例要点

问题
· 与对侧同名牙相比，水平向牙龈组织厚度和角化组织宽度减少。
· 包括基台在内的修复体就位差，功能不稳定。

手术目的和程序
后部区域对美观要求不高，但由于功能原因需要进行软组织重建。通过游离软组织移植以获得种植体周围角化组织的宽度和高度。

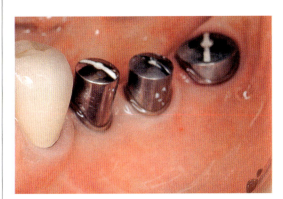

图27e：放置愈合基台，等待组织愈合。

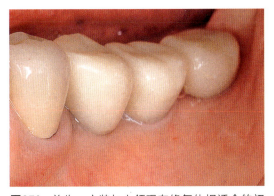

图27f：首先，安装与上颌现有修复体相适合的初始临时修复体。然后，将新的上颌和下颌修复体一起戴入。

手术（2000年11月7日）

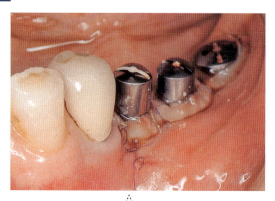

图27g：从腭侧获取的结缔组织体积应该比测量值多30%，以便包绕种植体。

‖ **切口·缝合** ‖

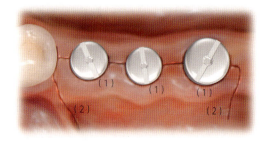

切口：（1）种植体之间的嵴顶切口；（2）在 #21和#18的远中进行垂直切口。

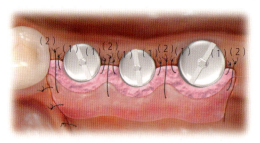

缝合：（1）首先，将结缔组织与舌侧组织缝合；（2）其次，将颊侧组织瓣缝合，仿佛它覆盖了结缔组织。如果有一个区域应该变成角化组织，这个区域应该暴露出来。

‖ **要点** ‖

　　获取的结缔组织应缝合在舌侧瓣上，就好像包绕在种植体周围一样。此时，将舌侧瓣轻轻提起，以构建龈乳头。

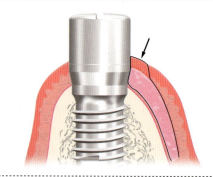

结缔组织移植时的剖面图。应插入厚的结缔组织，并暴露出需要变成角化组织的区域（箭头指示）。组织瓣应根向移动并缝合以连接该区域。

术后2个月

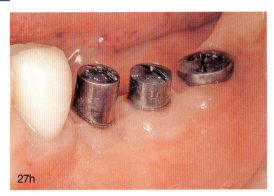

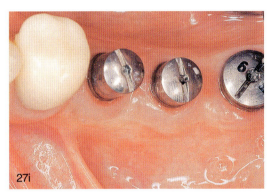

图27h，i： 术后2个月颊侧观和咬合面观。种植体周围的组织看起来健康而稳定。

戴入最终修复体/术后15年

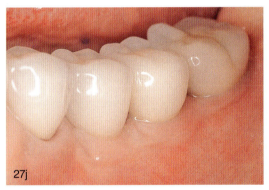

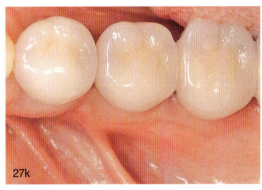

图27j，k： 术后4个月。戴入最终修复体时的颊侧观和咬合面观。

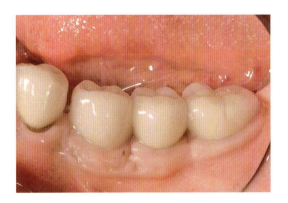

图27l： 术后15年。角化龈的宽度保持不变，但色调比以前更接近腭侧的色调。

病例评价

种植体周围的CTG在术后15年仍保持稳定，这一事实鼓励临床医生进行该移植程序。然而，这种持续的组织颜色变化应该被考虑在内。

手术（2007年12月4日）

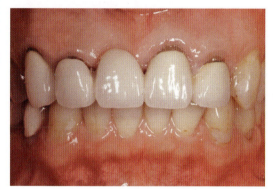

图28a：术前唇侧观。

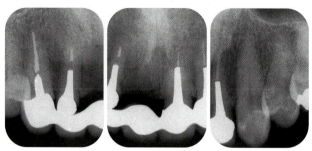

图28b：上颌前牙区的术前X线片。

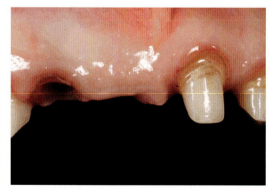

图28c：拆除修复体后的正面观。

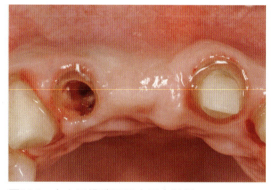

图28d：右上牙槽嵴可见水平向缺损。

垂直向牙龈线	#6	#7	#8	#9	#10	#11
与相邻牙齿协调						
与对侧同名牙协调						
水平向牙龈线	#6	#7	#8	#9	#10	#11
与相邻牙齿协调			X			
与对侧同名牙协调			X			

问题区域标记为X

病例要点

问题

· 右上#1的水平向龈缘水平降低。

· 薄扇贝形牙龈。

· 上颌右侧#2，#1有多颗种植体。

· 患者的美学要求很高。

手术目的和程序

目的是在右上#2、#1位点进行美学种植，同时保护种植体周围组织。种植使用数字化技术精准植入，并采取序列种植以最大限度地减少种植体之间的组织丧失。第一颗种植体使用小范围GBR技术植入，第二颗种植体行即刻植入同时使用CTG，以保持唇侧的龈缘水平。

诊断蜡型

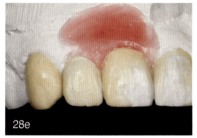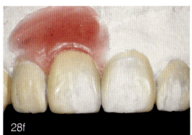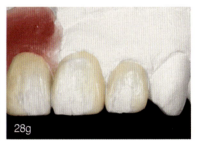

图28e ~ g：使用诊断蜡型检查所需的软组织增量。

右上#1种植体植入和GBR（2008年6月3日）

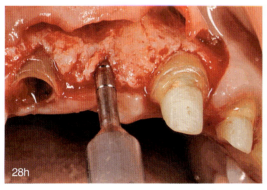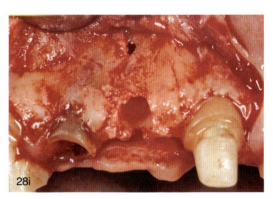

图28h，i：初次种植程序。使用骨凿技术进行窝洞制备，保留了唇侧的骨。

GBR与缝合

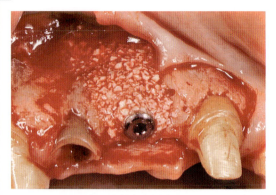

图28j：GBR。使用移植材料增加了唇侧的牙槽嵴。并使用了不可吸收膜。

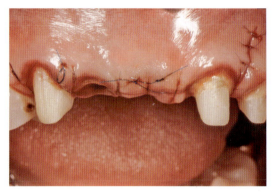

图28k：缝合。

GBR后印模

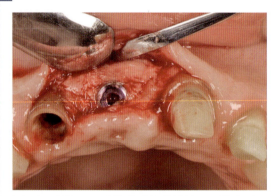

图28l：去除不可吸收膜后的牙槽嵴。可以看到骨的增加。

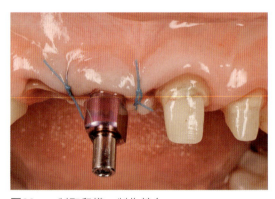

图28m：制取印模，制作基台。

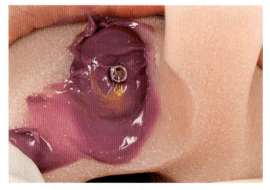

图28n：印模帽。

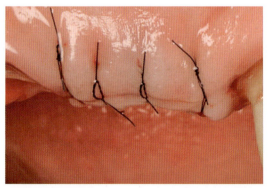

图28o：取印模后，在不使用临时愈合基台的情况下缝合伤口。

基台放置

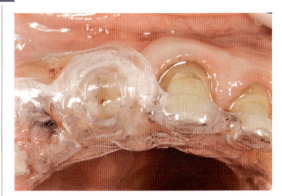

图28p：在二期手术中，通过使用环切技术避免了对种植体之间组织的损伤。

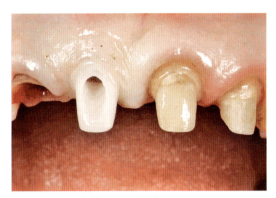

图28q：放置个性化临时基台。

右上#2种植体植入

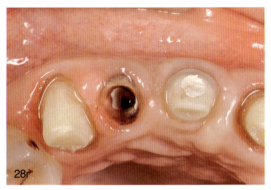

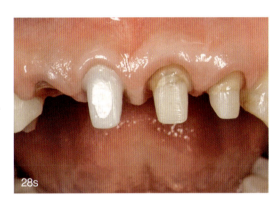

图28r，s：拔牙后即刻于右上#2进行种植体植入，患牙预后不佳。图r：咬合面观。图s：正面观。

临时基台制作

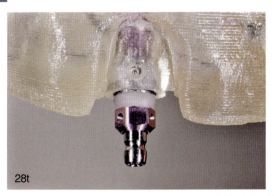

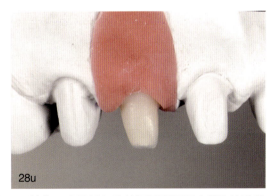

图28t，u：术前。使用外科导板制作了个性化临时基台。图t：通过将手术导板与种植适配器相配合并连接种植体代型来灌注工作模型。图u：个性化基台和临时冠是在工作模型上制作的。

外科导板进行种植体植入

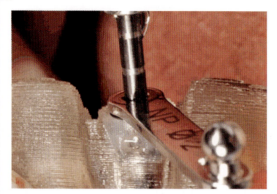

图28v：使用外科导板进行种植体植入。

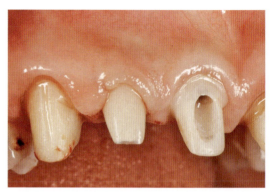

图28w：右上#2种植体植入后试戴基台，并在同一天进行了CTG。

结缔组织移植

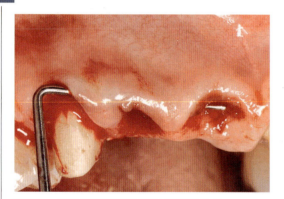

图28x：半厚瓣龈瓣延伸超过膜龈联合处。

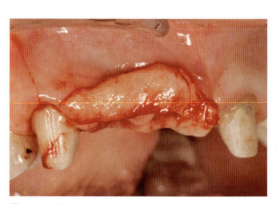

图28y：检查从上腭取出CTG的大小。CTG的大小和形状对结果有很大影响。

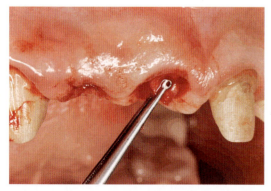

图28z：进行CTG的检验，并检查唇侧的轮廓。

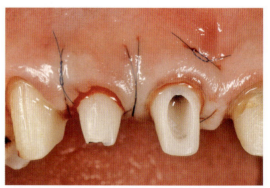

图28aa：重要的一点是，在缝合和固定CTG后重新安装基台。

戴入最终基台

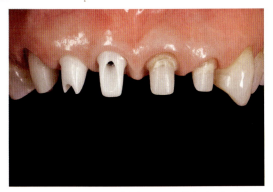

图28bb：正面观。种植体周围的软组织水平向和垂直向对称，提供了良好的平衡。

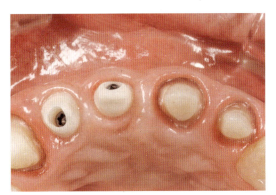

图28cc：咬合面观。

戴入最终修复体

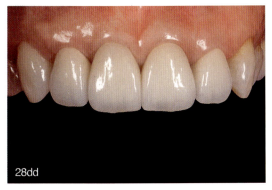

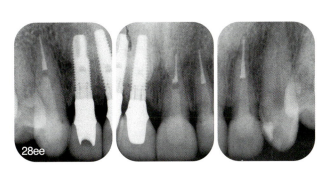

图28dd，ee：戴入最终修复体后的正面观和X线片。

戴入最终修复体2年后

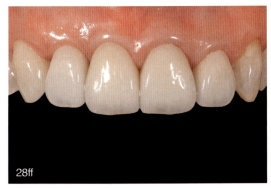

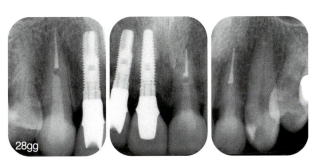

图28ff，gg：戴入最终修复体2年后的正面观和X线片。种植体周围的软组织在2年内几乎没有变化，保持了良好的状态（修复治疗由Masayuki Okawa医生完成）。

病例评价

为了确保美学种植治疗的成功，需要考虑如何保持高风险患者的软组织水平。此外，保持邻间间隙是最重要的问题，因此种植体依次植入在右上#2和#1位点。治疗程序充分考虑了保持这个空间。不同时植入右上#2和#1种植体使该区域中软组织的高度得以保持。对于薄型软组织，从一开始就使用CTG适合对美学要求高的患者。

预防性结缔组织移植物　病例2

■ 术前（2011年11月28日）

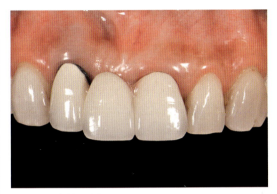

图29a：术前唇侧观。

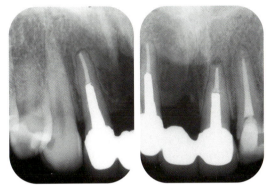

图29b：上颌前牙区的术前X线片。

垂直向牙龈线	#6	#7	#8	#9	#10	#11
与相邻牙齿协调		X				
与对侧同名牙协调		X				

水平向牙龈线	#6	#7	#8	#9	#10	#11
与相邻牙齿协调			X			
与对侧同名牙协调			X			

问题区域标记为X

■ 病例要点

问题

· 右上#2根折导致唇侧骨水平下降。

· 右上#2牙龈水平下降。

· 右上#1牙缺乏近远中牙槽嵴宽度。

· 薄扇贝形牙龈。

· 患者的美学要求很高。

手术目的和程序

　　#2牙根折需要进行种植。最初考虑在右上#2和#1位点进行种植，但由于右上#1牙近中牙槽嵴宽度不足、左上#1不稳定的预后、医疗费用等原因，最终计划拔除左上#1，并在左上#1和右上#2位置放置种植体。由于患者的美学要求很高，必须选择考虑到组织保存和生长的外科手术。出于这个原因，当种植体被放置时，种植体和拔牙窝之间的间隙充填了移植材料。CTG用于改善软组织水平的降低。

拔除后即刻行右上#2的种植（2012年2月3日）

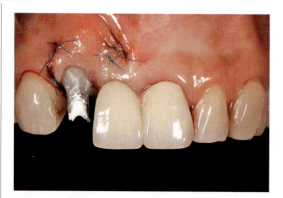

图29c：种植体植入后的正面观。

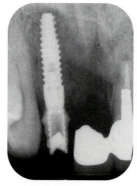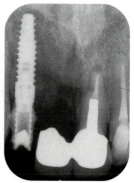

图29d：种植体植入后的X线片。由于条件差，只有右上#2的1颗种植体被首先植入。

‖ **要点** ‖

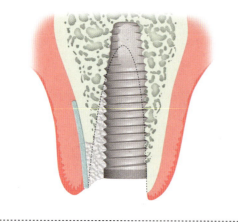

在拔除后即刻植入种植体。然而，由于在唇侧发现了骨缺损，因此通过使用可吸收膜和骨移植材料，创造了一个可以维持种植体唇侧硬组织的环境。使用了个性化的临时基台。

种植体植入后2个月

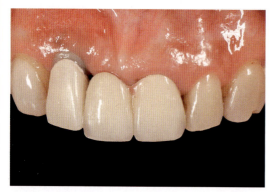

图29e：种植体植入后2个月的正面观。种植体周围的组织水平稍微向根方移动。

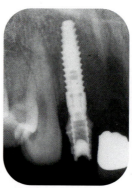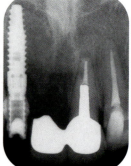

图29f：植入后2个月的X线片。

拔除后立即植入左上中切牙（2012年9月8日）

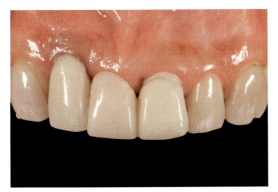

图29g：右上#2的稳定性得到确认后，在拔除后即刻进行左上#1的种植体植入。

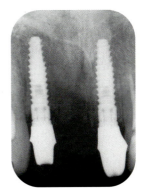

图29h：种植体植入后左上#1的X线片。

结缔组织移植（2013年7月19日）

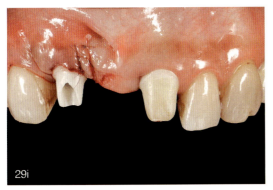

29i

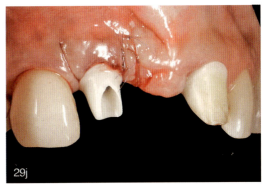

29j

图29i，j：CTG是为了重建右上#2唇侧以及右上#1和#2之间的软组织。

‖ 要点 ‖

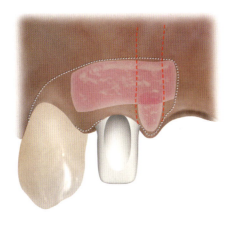

用于重建右上#2唇侧和右上#1与#2之间软组织的CTG。

CTG手术后4个月戴入临时修复体

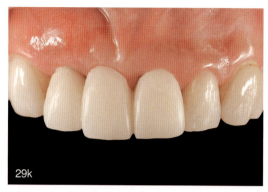

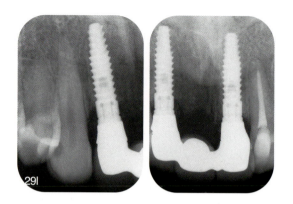

图29k，l：戴入临时修复体后的正面观和X线片。

戴入最终修复体

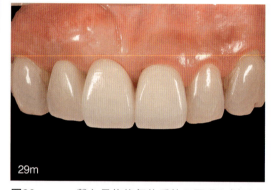

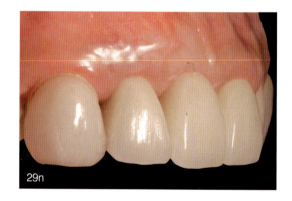

图29m，n：戴入最终修复体后的正面观和侧面观。

戴入最终修复体5年后

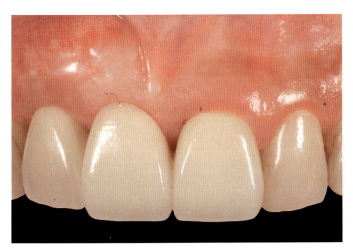

图29o：戴入最终修复体5年后的正面观。

病例评价

在本病例中，右上#2种植体周围组织的管理非常重要。在拔除前，右上#2牙发现了唇侧骨丧失和牙龈退缩，因此骨和软组织重建对种植体至关重要。很难判断实现这些目标的最佳方式。在拔除后即刻植入右上#2种植体，同时进行小范围GBR在技术上非常困难，通常不会选择。然而，考虑到患者的美学要求，在治疗期间制作了临时修复体，该程序是有效的。种植体稳定后，为了美观，通过CTG调整周围软组织的形态。

经过5年的随访，种植体周围组织状况良好，软硬组织的合理塑形获得了令人满意的结果。

作者简介

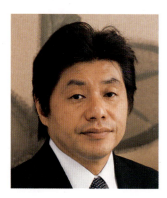

Author : Dr. Masana Suzuki
1984 : Japan university Matsudo dental school graduate
1989 : Suzuki dental office at Katsushika-ku, Tokyo
2008 : Tsurumi university dental school, dept of orofacial implant, part-time lecturer
2009 : Japan university Matsudo dental school, visiting professor

Association : Japanese society of periodontology/ Periodontist
             The Japanese academy of clinical periodontology/ Instructor
             American academy of periodontology/ member
             AMED/ board member

Study Group : SJCD (Society of Japan Clinical Dentistry) International : permanent director
             Tokyo SJCD : Advisor
             OJ : former chairman